守护健康

学会吃！快速调理
乳腺癌

胡维勤 ◎主编

黑龙江科学技术出版社
HEILONGJIANG SCIENCE AND TECHNOLOGY PRESS

图书在版编目（CIP）数据

学会吃！快速调理乳腺癌 / 胡维勤主编. -- 哈尔滨：
黑龙江科学技术出版社，2018.1
（守护健康）
ISBN 978-7-5388-9431-8

Ⅰ. ①学… Ⅱ. ①胡… Ⅲ. ①乳腺癌-食物疗法
Ⅳ. ①R247.1

中国版本图书馆CIP数据核字(2017)第303377号

学会吃！快速调理乳腺癌
XUE HUI CHI！KUAISU TIAOLI RUXIAN'AI

主　　编	胡维勤
责任编辑	闫海波　张云艳
摄影摄像	深圳市金版文化发展股份有限公司
策划编辑	深圳市金版文化发展股份有限公司
封面设计	深圳市金版文化发展股份有限公司
出　　版	黑龙江科学技术出版社
	地址：哈尔滨市南岗区公安街70-2号　邮编：150007
	电话：（0451）53642106　传真：（0451）53642143
	网址：www.lkcbs.cn
发　　行	全国新华书店
印　　刷	深圳市雅佳图印刷有限公司
开　　本	685 mm×920 mm　1/16
印　　张	13
字　　数	180千字
版　　次	2018年1月第1版
印　　次	2018年1月第1次印刷
书　　号	ISBN 978-7-5388-9431-8
定　　价	39.80元

目录 CONTENTS

 什么是乳腺癌

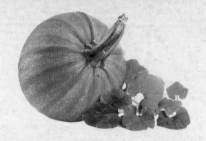

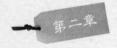 第二章　**乳腺癌患者手术后的自我调理**

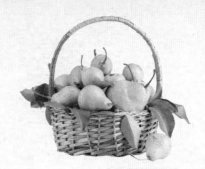

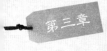

第三章   乳腺癌患者放疗期间的自我调理

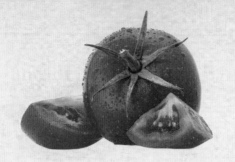

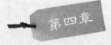第四章

乳腺癌患者化疗期间的自我调理

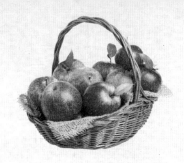

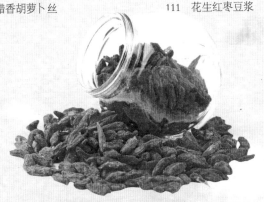

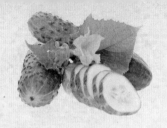

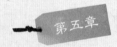

康复后，要预防乳腺癌复发和转移

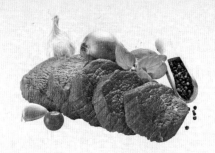

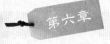 第六章

可辅助治疗乳腺癌的中药材

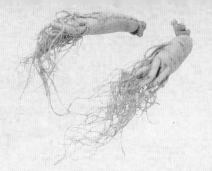

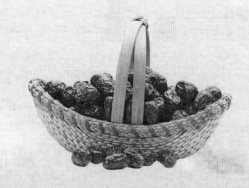

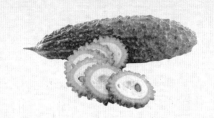

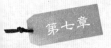第七章　可有效防治乳腺癌的食材

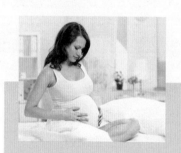

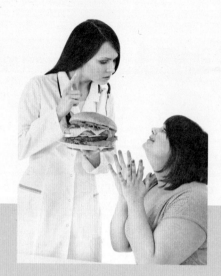

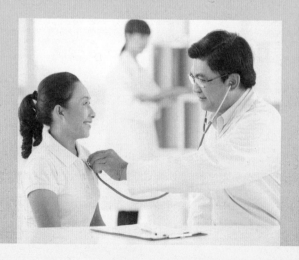

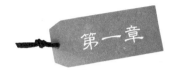

第一章

什么是乳腺癌

乳腺癌是常见的女性肿瘤之一，随着其发病率的逐年增加，受到了越来越多的女性关注。乳腺癌不仅给患者带来的身体上的病痛，还有心灵上的创伤，因此了解乳腺癌的基本知识极为必要。本章介绍了什么是乳腺癌、患乳腺癌的原因、易患人群以及乳腺癌的症状和预防。关注乳房健康，让您远离乳腺癌。

乳腺癌是怎么生成的

1. 正常乳房是什么样子的

女性的乳房位于胸大肌上，通常是从第二肋骨延伸到第六肋骨的范围，内侧到胸骨旁线，外侧可达腋中线。乳房的位置，随着年龄的增长会出现一些变化。

乳房主要由结缔、脂肪、乳腺、大量血管和神经等组织构成。

结缔组织

即是连接胸部浅筋和胸肌筋膜的纤维束，起支撑和固定乳房的作用。

脂肪组织

脂肪组织包裹整个乳腺组织（乳晕除外），脂肪组织层厚则乳房大，反之则小。

乳腺组织

成年女性乳腺组织由15~20个乳腺叶组成，其主要功能是泌乳，还具显示女性特征的作用。乳腺叶由许多乳腺小叶构成，乳腺小叶含有很多腺泡。

血管、淋巴管和神经组织

乳房含丰富的血管和神经，血管和淋巴管的主要功能是供给养分和排除废物。神经与乳房皮肤的感觉器相连，感知外部刺激。

2. 乳腺癌是怎么发生的

乳腺癌是乳腺上皮细胞在多种致癌因子作用下，发生了基因突变，致使细胞增生失控，由于癌细胞的生物行为发生了改变，呈现出无序、无限制的恶性增生，其组织学表现形式是大量幼稚的癌细胞无限增生和无序地拥挤成团，积压并侵蚀破坏周围的正常组织，破坏乳房的正常组织结构。乳腺细胞发生突变后便丧失了正常细胞的特性，组织结构紊乱，细胞连接松散，癌细胞很容易脱落游离，随血液或淋巴液等散播全身，形成早期的远端转移。

乳腺癌患发人群的分布特点

研究乳腺癌患发人群分布特点是为了能够更加有针对性地做好预防工作，帮助人们判定自己是否属于高危人群，从而加强防范。从地域、性别、年龄、文化程度四个方向研究，我们得知乳腺癌患发人群分布有以下四个特点：

城市高于农村

我国虽属乳腺癌的低发国家，但乳腺癌发病率存在明显的城乡差异，其中以上海为最高。尤其是近20年来，城市妇女乳腺癌的发病率呈逐年上升趋势，高发地区则主要集中在沿海的大城市。

女性多于男性

乳腺癌的患者以女性居多，男性较为罕见。根据研究调查表明，乳腺癌中女性的发病率比男性的发病率要高出100倍左右，所以，我们一般所说的乳腺癌主要指的是女性乳腺癌。

高龄易发于低龄

40~59岁是乳腺癌的高发年龄，占患者发病率的75%；月经初潮前及20岁前较为罕见，20岁以后年龄段发病率迅速上升，50岁左右是高发年龄段。女性乳腺癌的年龄组死亡曲线一般是随着年龄的增长而上升的。

文化程度与发病率成正比

研究表明，社会经济地位及文化水平高的女性比社会经济地位和文化水平低的女性更易患乳腺癌。长期从事脑力劳动和处于紧张状态，易使乳腺长期处于增生而不复原的状态，久而久之，易引发乳腺癌疾病。

易患乳腺癌的高危因素有哪些

1.遗传因素

人类遗传因素对乳腺癌的影响是多方面的，可能是遗传控制了对病变的易感性，特别是对病变的抵抗力。

流行病学调查表明，恶性肿瘤有着种族分布差异、家族性肿瘤聚集现象，提示遗传因素在肿瘤发生中起着重要作用，在所有乳腺癌患者中有5%~10%的患者都有明显的遗传倾向性。

有资料表明，乳腺癌有阳性家族史倾向，主要表现为：母亲是乳腺癌患者，女儿则好发乳腺癌，一般是单侧性，好发于闭经前；如果一个家庭中至少有两个姐妹患乳腺癌，而母亲不患乳腺癌，则这个家庭的易感性比常人大概高3倍，多是单侧性，好发于闭经后。

还有研究表明，尤其是双侧乳腺癌患者和发病年龄较小的患者的后代，发生乳腺癌的危险性更大。

2.内分泌因素

内分泌失调是乳腺癌发病因素之一。如果乳房长期受内分泌激素的异常刺激，则会导致乳腺组织癌变。

内分泌因素包括催乳素、雌激素、雄激素，这三者都和乳腺癌的发病存在一定关系。

内分泌激素　　　　　　　　　　　　　**发病原因**

乳腺组织中存在催乳素及其受体，催乳素有促进乳腺发育和乳汁分泌的作用，是泌乳的必需激素，动物实验研究表明，催乳素可通过抑制肿瘤细胞凋亡进而促进肿瘤的快速发展，过多的催乳素会增加乳腺癌发生的危险性。

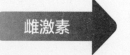

雌激素主要有雌酮、雌二醇、雌三醇，主要来自于卵巢，乳腺生理受卵巢内分泌调节，因此雌激素是致癌的先决条件，尤其是雌酮和雌二醇是较强的激素，有较强的致癌作用，所以这两者的异常增加也是患乳腺癌的重要因素。

有实验结果表明，绝经后的女性体内雌雄激素水平与患乳腺癌危险性呈正相关。雄激素能够通过直接的促乳腺癌细胞增生的作用和间接的转化为雌激素发挥作用，从而增加患乳腺癌的危险性。

3.营养饮食因素

研究表明,脂肪在乳腺肿瘤形成过程中的促癌阶段起作用,脂肪饮食能够改变内分泌环境,加强或延长雌激素对乳腺上皮细胞的刺激,增加患乳腺癌的危险。

体重的增加与乳腺癌有关,尤其是在绝经之后,体重增加者患乳腺癌的概率会相对增加。此外,经常饮酒的妇女、少食蔬菜的妇女患乳腺癌的危险性相对较高。

另外,少女时期高热量饮食使生长发育加速以及月经提前,从而导致中年以后体重的增加,最终会增加乳腺癌的发生率。

4.生殖因素

有调查研究显示,月经初潮年龄早于12岁患者发病的危险性是月经初潮大于17岁患者的2.2倍,绝经年龄大于55岁的患者比绝经年龄小于45岁的患者其危险性高出1倍,绝经年龄35岁以上的女性患病的危险性是绝经年龄50岁以上妇女的三分之一,行经在40年以上的妇女发生乳腺癌的危险性比行经30年以下的妇女高出1倍。

由此可见,月经初潮年龄、绝经年龄和乳腺癌的发病存在联系。这是因为妇女的乳腺在青春期受卵巢激素的刺激作用而发育成熟,乳腺细胞受每月体内激素水平的周期性变化以及妊娠体内激素水平的升高而发生生理性增生变化。此外,18岁前经历人工流产的妇女和生育后未哺乳或哺乳不正常的妇女患乳腺癌的危险性较高。

5.药物因素

研究表明,正在服用以及近期服用过口服避孕药的妇女乳腺癌的发病率较高。这是由于药物因素增加了患乳腺癌危险,口服避孕药中含有与乳腺癌相关的性激素成分。此外,一些化疗药物在抗肿瘤的同时也具有致癌风险,如烷化剂就可以诱导多种实体瘤的发生,包括乳腺癌。另外,多种治疗高血压的药物,如甲基多巴、三环类镇痛药等有增加催乳素分泌的作用,可能增加患乳腺癌的概率。

6.辐射因素

患乳腺癌危险性增高主要见于接触到大量辐射射线的女性,临床观察发现,接受放射线治疗和检查者,乳腺癌发病率增加。

电离辐射主要有短波、电子、质子、介子、中子、电磁波、α粒子等,其发挥的致癌作用取决于接触电离辐射的年龄。

一般来说,女性在初潮前后接触射线辐射的危险性最大,在这段时期乳腺组织最易受到伤害。此外,女性在初次妊娠时接触射线患乳腺癌的危险是最大的。

易患乳腺癌的高危人群有哪些

1.经常吸烟的女性

研究表明，经常吸烟的女性患乳腺癌的危险性比较大。香烟含有许多化学成分，其中焦油、一氧化碳、尼古丁等化学物质对人体各个部位都具有很大的危害，而且香烟中含有很多致癌物质，经常吸烟会使患癌症的危险性增大。

香烟中的有害物质会干扰女性内分泌系统，会损害乳房组织，使乳房血管收缩，血液供应不足，从而降低乳房的抗病能力和抗癌能力。

2.经常饮酒的女性

大量研究表明，饮酒与患乳腺癌呈正比。女性饮酒量越大，则患乳腺癌的危险性就越大。

每日饮酒超过3次以上的女性，患乳腺癌的危险性会增加50%~70%。

酒精会改变乳腺细胞膜的通透性，会阻碍肝脏中致癌物质的代谢，并抑制DNA的修复。此外，酒精还会改变女性体内激素的代谢，在女性绝经前后，酒精会增加体内雌激素的水平，从而导致乳腺癌的发生。

3.长期压力大、心情抑郁的女性

有的女性，长期处于精神紧张的状态，会导致情绪的不稳定，加上工作上面临的压力，长期熬夜加班，饮食没有规律，也没有保证身体的充分休息和精神上的放松，这些不健康的生活方式会降低人体免疫力，导致内分泌失调，降低体内制造T淋巴细胞的功能，对乳房也会产生一定的损害，从而加大患乳腺癌的风险性。

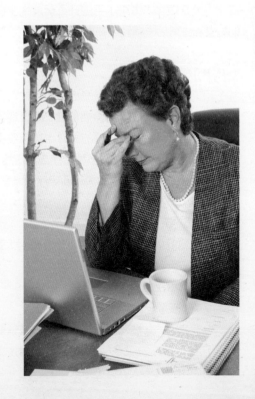

4.初潮早的女性

月经初潮在12岁以前，停经在55岁以后的妇女属患乳腺癌高危人群。

月经初潮早的女性，患乳腺癌的风险比普通人群高1～2倍，因为乳腺受雌激素作用的时间过长，容易引发乳腺癌。

55岁之后绝经的女性患乳腺癌的危险性比较大，而且绝经前比绝经后患乳腺癌的危险性高6~8倍。相反，女性绝经后患乳腺癌的概率则较低。

5.长期接受雌激素治疗的女性

长期、大量服用含有雌激素的保健品，尤其是绝经后长期使用雌激素替代产品或人工合成雌激素药物的女性，其患乳腺癌的风险也会相应增加。

6.流产过多的女性

正常自然流产不会增加患乳腺癌的危险，但是，反复人工流产或18岁以前多次做过人工流产的女性，则易发乳腺疾病，增加患乳腺癌的危险。

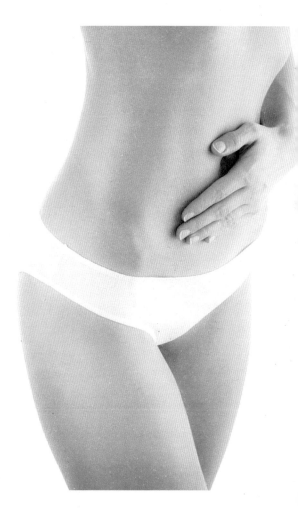

7.过度肥胖者

女孩肥胖易性早熟，为日后患乳腺癌埋下祸根。

有研究显示，肥胖人群患乳腺癌的风险比正常体重人群高1.0～1.5倍，乳腺癌扩散的风险高2倍。

更年期后的女性如果超重或肥胖，患乳腺癌的概率则会增加30%。

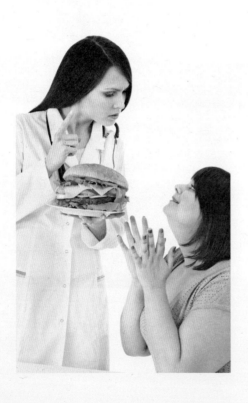

8.单身、晚育、未哺乳者

未生育或35岁以后才生育的女性，乳腺癌的发病率比30岁前生育的女性要高。

一般认为，没有生育的妇女比生育过1个孩子的妇女患乳腺癌的概率要高，这是因为她们缺乏孕激素的保护，更易受到过量的雌激素的刺激。

此外，哺乳可以降低女性患乳腺癌的风险，因为哺乳可以降低卵巢功能，从而可以降低患乳腺癌的概率。有研究表明，女性哺乳时间越长，日后发生乳腺癌的危险越小。

9.常穿紧身衣服的女性

女性经常穿紧身衣服会压迫乳房周围的淋巴管，影响淋巴液回流，使淋巴管失去排毒功能，导致毒素长期滞留在体内，从而增加患乳腺癌的危险性。

此外，女性经常穿紧身衣服还会压迫乳房周围的静脉系统和乳房组织，影响静脉回流和动脉血供应，会导致乳腺组织缺氧、缺血，阻碍静脉系统内的代谢产物排出，从而使代谢产物长期滞留在乳房组织内，增加患乳腺癌的危险性。

长期穿紧身衣服或一天24小时戴乳罩，会阻碍乳房的活动、生长和发育，从而增加患乳腺癌的危险性。

10.患乳腺疾病者

研究表明，曾患过乳腺疾病或癌症的女性，患乳腺癌的概率比较大。

（1）乳房曾受过外伤的女性，患乳腺癌的概率比较大。

（2）曾患过乳腺炎的女性，患乳腺癌的概率比较大。

（3）曾患过宫颈癌的女性，再患乳腺癌的危险性比较大。

（4）曾患过卵巢癌的女性，再患乳腺癌的危险性比较大。

（5）患有原位小叶癌或非浸润性导管癌者，发生浸润性乳腺癌的概率明显增加。

（6）曾患过类风湿性关节炎的女性，患乳腺癌的概率比较大。

（7）一侧乳房癌经过手术切除后，另一侧患乳腺癌的危险性比较大。

（8）患乳腺囊性病的女性，患乳腺癌的概率要比一般女性大2.5～4倍。

（9）患囊性增生症且伴有活跃的上皮细胞增生者，患乳腺癌的概率要比一般女性大4～7倍。

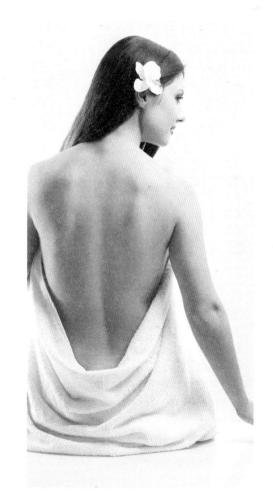

11.有乳腺癌家族史者

流行病学调查发现，有5%～10%的乳腺癌是家族性的。特别是患者之母或姊妹曾患乳腺癌的，患乳腺癌的风险比普通人群增加2～3倍，这个家族就属于高危人群。

乳腺癌的早期与恶化症状有哪些

早期症状

1. 外观无明显异常
2. 乳房有不痛性肿块
3. 腋下有不痛性肿块
4. 乳房湿疹样皮肤或异样分泌物

恶化症状

1. 乳房变形
● 两边乳房大小不一样
● 两边乳房高低不一样
● 乳头内陷
● 乳房皮肤凹陷
2. 乳房皮肤改变
3. 乳房有久不愈合的伤口

乳头内陷

由于软组织受侵、硬化挛缩，会使乳头发生内陷、转向的现象。乳房肿瘤会侵犯乳头组织，从而引起乳头内陷。

乳头溢乳

年龄在40岁以上的乳腺癌患者有时会出现恶性溢液，为血性或水样并伴有乳房肿块。溢液可以是无色、乳白色、淡黄色、棕色、血性等颜色；溢液可以呈水样、血样、浆液性或脓性；溢液量可多可少，间隔时间也不一致。

湿疹样变

乳头湿疹样变癌患者的乳头同侧会出现乳晕，乳头反复糜烂、结痂、渗液、脱屑，很难痊愈，与湿疹相似。

酒窝征

乳腺癌会使乳房的皮肤发生改变，早期乳腺癌侵犯腺体和皮肤之间的韧带，会使皮肤出现凹陷，失去弹性，呈现"酒窝征"。

橘皮样变

当皮下淋巴管受侵或被阻塞时，乳房皮肤会发生水肿、毛囊孔张大、毛囊内陷呈"橘皮样变"，还会伴随出现溃疡的症状。

炎症样变

炎性乳腺癌会出现"炎症样变"，即皮下淋巴管中的癌栓会造成皮肤水肿，乳房表面皮肤会大片变红，而且局部皮肤温度会升高。

静脉曲张

有的肿瘤生长速度较快，体积也相应增大，会压迫乳房皮肤表皮变薄，从而使乳房皮肤出现静脉曲张的现象。

什么是乳腺癌综合治疗

乳腺癌是需要综合治疗的，即不是用一种治疗手段独揽，而是将多种有效的方法彼此有机结合起来。

乳腺癌综合治疗可分为局部治疗和全身治疗两种，多数患者需要二者结合。局部治疗包括手术治疗和放射治疗，全身治疗包括化学治疗、内分泌治疗和生物治疗。而所有这些治疗方法，就组成了乳腺癌的综合治疗机制。

1. 手术治疗

对于可手术的乳腺癌，手术治疗一直是最主要的治疗手段。由于乳腺癌的某些生物学特性，人们认识到，对待生物学特性不同的乳腺癌应实施不同的个体化治疗，才能提高疗效。

目前，临床上较常见的乳腺癌术式有以下几种：

乳腺癌改良根治术

乳腺癌改良根治术一直是我国临床上应用最广的术式。其损伤相对较小，能更好地保留患肢功能及胸廓外形，患者能尽快恢复，术后早期即可开始其他综合治疗，因此受到外科医生的青睐。

乳腺癌微创治疗

乳腺癌微创治疗，同样可以起到根治效果，甚至优于改良根治术和保乳手术，且并发症极少，备受人们推崇。但由于对仪器设备要求高，技术难度大，微创治疗还无法在所有医院普及。

乳腺癌保乳手术

保乳手术加术后放疗，改善了患者术后的形体美容效果，提高了生活质量，正逐渐取代改良根治术，成为早期乳腺癌患者的最佳术式。

并非每位乳腺癌患者都适合做保乳手术，以下情况更适合乳房全切手术：

①怀孕女性，由于放射治疗可能对胎儿不利；②同一乳房的多发乳腺癌；③肿瘤较大而乳房相对较小；④过去在乳房或胸部区域由于其他疾病曾经接受过放射治疗；⑤由于某些特殊疾病（如胶原病）不能或不愿意接受放射治疗。

2.放射治疗

放射治疗简称放疗，是指利用放射线照射癌变的肿瘤，杀死或破坏癌细胞并抑制其生长、繁殖和扩散。

乳腺癌的放射治疗包括外照射和内照射两种。外照射是直接照射乳房或胸壁，通常每周治疗5次，连续应用5~6周；内照射又称插植放疗，可用于保乳手术，在手术后数天内完成。

术前放射治疗

术前放射应尽可能采用高能。

适应证：

①原发灶较大，估计直接手术有困难者；

②肿瘤生长迅速，短期内明显增长者；

③原发灶有明显皮肤水肿或胸肌粘连者；

④腋淋巴结较大或与皮肤及周围组织有明显粘连者；

⑤应用术前化疗肿瘤退缩不理想者；

⑥争取手术切除的炎性乳腺癌患者。

作用：

①提高手术切除率，使部分不能手术的患者再获手术机会；

②由于放射抑制了肿瘤细胞的活力，可降低术后复发率及转移率，从而提高生存率；

③由于放射延长了术前观察时间，可使部分已有亚临床型远处转移的病理避免一次不必要的手术。

术后放射治疗

适应证：

①单纯乳房切除术后；

②根治术后病理报告有腋中群或腋上群淋巴结转移者；

③根治术后病理证实转移性淋巴结占检查的淋巴结总数50%以上或有4个以上淋巴结转移者；

④病理证实乳内淋巴结转移的病例（照射锁骨上区）；

⑤原发灶位于乳房中央或内侧者做根治术后，依旧有腋淋巴结转移者。

作用：

术后放射治疗能够有效降低局部、区域性复发率。

放射治疗为主的治疗

适应证：

①原发灶小于3厘米；

②局部晚期的乳腺癌现象。

作用：

放射治疗可使局部肿瘤获较高剂量，而周围正常组织损伤较少，治疗效果明显提高。

复发、转移灶的放射治疗

适应证：

①骨转移症状；

②胸、腰椎转移症状。

作用：

适当配合局部放疗，可缓解症状，减轻病人痛苦，防止或延迟截瘫的发生，从而提高生存质量、延长生存期。

3. 化学治疗

化学治疗简称化疗，是利用化学药物杀死肿瘤细胞、抑制肿瘤细胞的生长繁殖和促进肿瘤细胞分化的一种治疗方式。

乳腺癌是一种全身性疾病，在其发生的早期，癌细胞就可能通过血液进行全身播散，手术虽然能起到去除病灶、减轻肿瘤负荷的作用，但是却无法清除血液中的癌细胞，因此，手术的同时需有效去除血液及体液中的癌细胞才能对患者起到更好的疗效。

化疗药物可经多种途径进入体内，主要有以下几种：

（1）经静脉化疗，是最常用的化疗方法，通常在手或前臂的表浅静脉穿刺给药；

（2）经口服化疗，即将化疗药物制成片剂、胶囊或液体，像其他药品一样服用；

（3）经注射化疗，包括深部的肌肉注射、表浅的皮下注射和直接注射到肿瘤的肿瘤内注射；

（4）经皮肤化疗，即将化疗药物涂抹于皮肤表面。

化疗在整个综合治疗中占有重要地位，疗法包括新辅助化疗和术后辅助化疗。

乳腺癌新辅助化疗

新辅助化疗，又称为术前辅助化疗，是指在手术治疗或放疗前进行的全身性、系统性的2~4个周期的细胞毒性药物治疗，以期减小肿瘤，使病人获得局部治疗的机会。

临床上，若乳腺癌病灶过大，使患者缺失手术机会，或手术后在美观方面造成极大的缺损，术前的新辅助化疗就可能改变这种情况，同时能更好地了解患者对化疗药物的敏感性和化疗方案的合理性。

适应证：

①淋巴结阳性、Ⅱ期以上的患者；

②原发肿瘤小于1厘米，同时淋巴结阴性；

③复发高危人群，包括激素受体（ER）阴性、哺乳期或妊娠期、明显家族倾向、有浸润性小叶癌、神经受累及35岁以内的患者。

作用：

①尽早控制微转移灶；

②使原发癌及其周围扩散的癌细胞产生退变或部分被杀灭，以减少术后复发及转移；

③进展期乳腺癌以及炎症性乳腺癌限制了手术治疗的实施，新辅助治疗可使肿瘤缩小，以便手术切除；

④可根据切除肿瘤标本评价术前化疗效果，作为术后或复发时选择化疗方案的参考。

乳腺癌术后辅助化疗

乳腺癌术后需常规化疗来巩固疗效，消灭患者体内可能存在的微小转移灶或微小残余病灶，延长患者无瘤生存期及总生存期。

目前大部分学者认为乳腺癌术后需进行化疗，即使是原位癌及微小癌（<1cm）患者也应进行化疗，尤其适用于浸润性乳腺癌伴腋窝淋巴结转移者。

适应证：

①腋窝淋巴结阴性的绝经前妇女，不论雌激素受体情况如何；

②腋窝淋巴结阳性和雌激素受体阳性的绝经后妇女；

③腋窝淋巴结阳性和雌激素受体阴性的绝经后妇女；

④某些高危病人。

作用：

术后常规辅助化疗一般对绝经前的病人效果较好，但绝经后的病人如果所用的剂量超过预定剂量的85%时，也有同样的疗效。

化疗降低了早期乳腺癌术后复发转移的风险，也缓解了复发转移乳腺癌的病情，更显著提高了可手术乳腺癌患者的保乳率、缓解率，提高术后乳腺癌患者的生存率，改善了患者的生活质量。

乳腺癌也是实体瘤中应用化疗最有效的肿瘤之一。

4. 生物治疗

乳腺癌生物治疗是应用现代生物技术及其产品进行乳腺癌防治的新疗法，它通过调动宿主的天然防御机制或生物制剂的作用，以调节机体自身的生物学反应，从而抑制或消除乳腺癌生长的治疗方法，来取得抗肿瘤的效应。

随着对乳腺癌发生发展分子机制的深入研究和生物技术的发展，生物治疗逐渐在各种有益的探索中脱颖而出，成为治疗乳腺癌的主要模式。

优点：

生物治疗几乎没有毒不良反应，既可以用于术后恢复的患者，也可以配合放化疗，减轻放化疗的不良反应，从而达到治愈或延长患者生存期的目的。

使用人群禁忌：

需注意以下人群不适合使用生物治疗方式：

（1）孕妇或者正在哺乳的妇女；

（2）细胞淋巴瘤患者；

（3）不可控制的严重感染患者；

（4）对白细胞介素-2（IL-2）等生物制品过敏的患者；

（5）晚期肿瘤造成的恶病质、外周血常规指标过低的患者；

（6）器官功能衰竭者。

● 分子靶向治疗

乳腺癌分子靶向治疗是指针对乳腺癌发生、发展有关的癌基因及其相关表达产物进行治疗。分子靶向药物通过阻断肿瘤细胞或相关细胞的信号转导，来控制细胞基因表达的改变，从而抑制或杀死肿瘤细胞，而不会波及肿瘤周围的正常组织细胞，所以分子靶向治疗又被称为"生物导弹"。

合理使用分子靶向药物，可以显著提高乳腺癌的治疗效果。

分子靶向治疗主要有两种治疗方法：

一种是用基因工程技术所产生的单克隆抗体，如曲妥珠单抗、利妥昔单抗、西妥昔单抗、贝伐单抗等。

通过对受体的高选择性、亲和性和抗体依赖性的细胞毒作用，杀灭肿瘤细胞或抑制肿瘤细胞的增殖。

另一种是作用于转导通路的药物，如吉非替尼、索拉非尼、厄洛替尼、拉帕替尼等。

通过阻断或抑制细胞内信号转导通路的小分子化合物起作用。

靶向药物对人体的血液系统和免疫系统带来的伤害不大，但也不是没有不良反应，最常见的是皮疹样反应，好发于头颈部、面部和躯干部。消化道的反应主要是轻、中度腹泻和恶心，其次是对肝功能的损害，这些个别反应一般不需要特殊治疗，严重的可以对症治疗、减少药量或停药处理。

● 抗肿瘤药物治疗

抗肿瘤药物是一类具有广泛生物学活性和抗肿瘤活性的生物反应调节剂，对机体的免疫功能有增强、调节作用，其作用机制是通过增强机体免疫功能发挥抗肿瘤作用。

5. 内分泌治疗

乳腺癌是激素依赖性恶性肿瘤之一，因此内分泌治疗就是通过阻断激素与肿瘤作用的途径来达到最终的治疗目的。

常见的内分泌治疗方法有两种：

阻断内源性雌激素的来源		阻断激素与激素受体的结合
卵巢切除	芳香化酶抑制药剂	他莫昔芬（三苯氧胺）
卵巢切除是最早的乳腺内分泌治疗方法。卵巢切除最适合的人群是绝经前，特别是45岁到绝经后1年、淋巴结有转移的病人。 优点：提高绝经前病人的无瘤生存率和总生存率。 缺点：易引发诸多并发症，特别是妇女会因此而永远丧失生育功能，因此逐渐为他莫昔芬或药物性卵巢去势所代替。	绝经后妇女卵巢功能衰退，体内雌激素主要来源于肾上腺产生的雄激素。而肾上腺的雄激素只有通过周围组织，例如脂肪、肝脏、肌肉、毛囊中的芳香化酶，甚至乳腺癌组织中的芳香化酶，才能转化为雌激素。 芳香化酶抑制剂这类药物可以与芳香化酶结合，使它失去酶的活性，使雄激素再也无法转化为雌激素，切断老年妇女雌激素的来源，起到治疗作用。	他莫昔芬是目前临床上最常用的乳腺癌内分泌治疗药物，适用于所有激素受体阳性的乳腺癌患者，并且主要作为乳腺癌术后辅助治疗以及乳腺癌晚期病人的一线内分泌治疗药物。 优点：提高生存率，降低病死率，减少对侧乳房再生癌的概率。 缺点：应用时会有一定的不良反应，如视网膜炎、肝功能障碍等。

无论何种内分泌治疗方法，都主要适用于肿瘤雌激素受体或孕激素受体阳性的病人，而激素受体阴性的病人内分泌治疗的疗效小于8%。

6. 中医中药治疗

中医治疗是我国传统治疗方法，可改善患者的全身情况，减轻化疗、放疗的反应，常作为手术治疗、放射治疗的辅助治疗手段及作为肿瘤晚期的主要治疗方法，优点是不良反应小，患者易于接受。需要提醒注意的是，中医中药治疗在乳腺癌治疗方面所起的作用毕竟有限，单纯中医中药治疗乳腺癌缺乏循证医学证据，因此，切不可盲目听信商家夸大其词的宣传。另外，乳腺癌的中医中药治疗也需要到正规的大型中医肿瘤医院或肿瘤医院的中医科诊治为妥，肿瘤中医师会根据乳腺癌的具体情况，辨证论治、因症施药，避免与"西医"治疗相矛盾的情况发生。

乳腺癌 TNM 分期及其治疗措施

患者的治疗选择需要参照多种因素，包括患者年龄、月经状态、身体状况、肿瘤大小以及位置、癌症分期、检查结果和乳房大小等。大多数情况下，肿瘤分期是决定治疗最重要的因素。

1.什么是乳腺癌TNM分期

乳腺癌TNM分期是最常见的乳腺癌临床分期，是由国际抗癌协会首先提出的。它将癌肿的临床情况分为三个方面：原发肿瘤（T）、淋巴转移（N）和远处转移（M），以此加以区分乳腺癌发展各期的不同症状。

● T——原发癌肿分期

Tis: 原位癌（包括小叶原位癌及导管内癌）。

T0: 原发肿瘤未能扪及。

T1: 肿瘤最大直径小于2cm（T1a: 肿瘤最大直径在0.5cm以下；T1b: 肿瘤最大直径在0.5~1.0cm；T1c: 肿瘤最大直径在1~2cm）。

T2: 肿瘤最大直径在2~5cm。

T3: 肿瘤最大直径超过5cm。

T4: 肿瘤任何大小，直接侵犯胸壁和皮肤（T4a: 肿瘤直接侵犯胸壁；T4b: 皮肤溃疡或肿瘤周围皮肤有卫星结节，但不超过同侧乳房）。

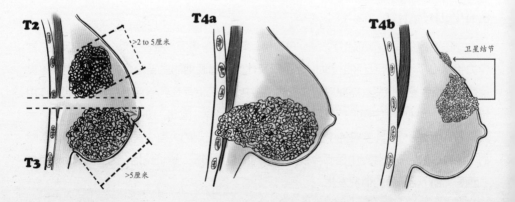

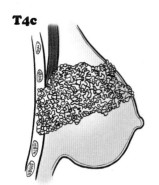

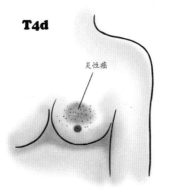

炎性癌

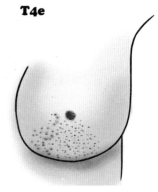

T4c：包括T4a及T4b。

T4d：炎性乳癌。

T4e：乳房表面皮肤水肿，包括橘皮样水肿。

● N——淋巴转移分期

N0：区域淋巴结未能扪及。

N1：同侧腋淋巴结有肿大，可以活动。

N2：同侧腋淋巴结肿大，互相融合，或与其他组织粘连。

N3：同侧内乳淋巴结、同侧锁骨上淋巴结有转移。

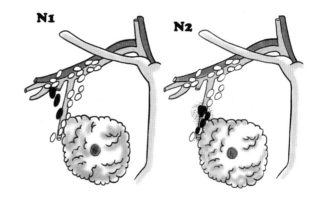

● M——远处转移分期

M0：无远处转移

M1：有远处转移

在乳腺癌TNM分期中，T、N、M确定后就可得出相应的总分期，即0期、I期、II期、III期、IV期，再将II期细分为ⅡA期、ⅡB期，将Ⅲ期细分为ⅢA期、ⅢB期。分期越高，意味着乳腺癌进展程度越高。

如此，可以得出总的乳腺癌TNM分期情况如下：

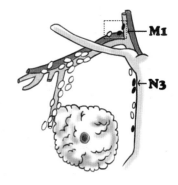

	0期	I期	II期					III期						IV期
			II$_A$期			II$_B$期		III$_A$期				III$_B$期		
T	T_{is}	T_1	T_0	T_1	T_2	T_2	T_3	T_0	T_1	T_2	T_3	T_4	AnyT	AnyT
N	N_0	N_0	N_1	N_1	N_0	N_1	N_0	N_2	N_2	N_2	N_1,N_2	AnyN	N_3	AnyN
M	M_0	M_0	M_0	M_0	M_0	M_0	M_0	M_0	M_0	M_0	M_0	M_0	M_0	M_1

2.各分期的治疗措施

● 0期

0期乳腺癌有时也称作非浸润性癌或原位癌，主要包括以下两种情况：

（1）小叶原位癌，指乳腺小叶的内膜出现异常细胞，这些异常细胞很少会转变成浸润性癌，但它是乳腺癌危险性增加的标志，这种危险性包括双侧乳房，建议服用他莫昔芬等药物，再辅以定期检查。

（2）导管原位癌，也称导管内癌，指乳腺导管的内膜出现异常细胞，这些异常细胞仅限于导管内，而未浸至周围的乳腺组织。与小叶原位癌不同，导管原位癌容易发生浸润性癌，可选择手术治疗，通常不需要行腋窝淋巴结清扫术。

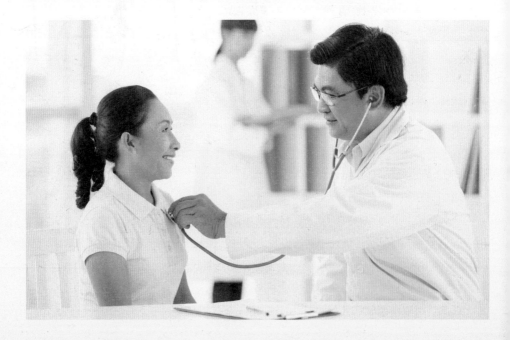

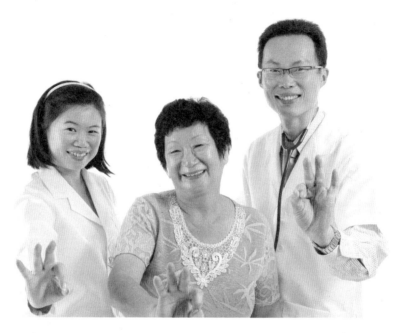

● Ⅰ期、Ⅱ期

　　Ⅰ期、Ⅱ期乳腺癌又称为早期乳腺癌，此时癌细胞已经浸出乳腺小叶或导管进入邻近乳腺组织。这阶段可选择手术治疗，选择何种术式，主要取决于肿瘤大小和位置、乳房大小、肿瘤的某些特征以及患者自身的感受。无论选择何种术式，都需要进行腋窝淋巴结清扫。大多数还需进行化疗、内分泌治疗，目的在于消灭任何残存的癌细胞，预防肿瘤复发和转移。

● Ⅲ期

　　Ⅲ期乳腺癌又称为局部进展期乳腺癌，既需要局部治疗又需要全身治疗。局部治疗包括手术治疗、放疗，以去除乳房内病变；全身治疗包括化疗、内分泌治疗，以控制转移、减少复发。全身治疗常在局部治疗之前开始。

● Ⅳ期

　　Ⅳ期乳腺癌即转移性乳腺癌，此时癌细胞已经转移到乳房和腋窝淋巴结之外的身体其他部位。这阶段以内分泌、化学药物和中医治疗乳腺癌为主，杀灭肿瘤，从而控制疾病。也可选择手术或放疗，以控制乳房内病变，放疗还可用于控制转移至其他器官的癌细胞。

关于乳腺癌的小知识问答

1.乳腺增生会变成乳腺癌吗?

乳腺增生是由于体内内分泌激素失衡等原因,造成乳腺上皮细胞新生与复旧不平衡的一种表现。乳腺增生常常表现为乳房疼痛,多为胀痛或钝痛,月经前加重,疼痛程度两侧可以不对称,乳房内常可摸到界限不清楚的弥漫性增厚,甚至结节感,症状程度与情绪变化有关。

严格地说,乳腺增生是生长女性的生理现象,多数人无需处理,普通乳腺增生与乳腺癌发生无明确关系,

疼痛严重者可选用1~2种药物,以减轻症状,但服用时间不宜过长,以1~3个月为宜。目前没有任何一种药物能够治愈乳腺增生。

患乳腺增生的女性应定期到医院进行乳房查体,当局限性增生明显,与乳腺癌不易鉴别时,需要进行穿刺病理或局部切除以明确诊断。

需要提醒的是,大部分乳房肿块并非乳腺癌,但任何乳房肿块都不可轻易忽视,应尽早到医院检查清楚。

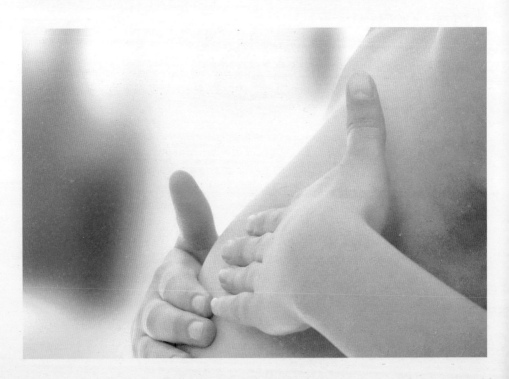

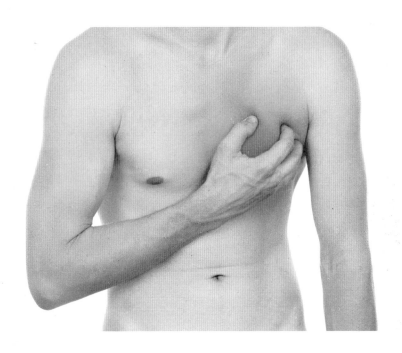

2.男性会得乳腺癌吗？

在一些雌激素的作用之下，有可能会提高男性患上乳腺癌的概率，比如在治疗男性疾病过程中服用了某些激素类药物，则可能会增加乳腺癌的患病机会，这也成为男性患乳腺癌的一个重要的诱发因素。

另外，据了解，大概20％的男性乳腺癌患者都是由于家族中有亲人患过此类疾病。因此，遗传因素也是男性患乳腺癌的重要原因。

另外，如果男性朋友在日常生活中缺少锻炼，而且经常地久坐不动的话，容易导致肥胖，也容易增加乳腺癌的发病率，原因在于脂肪细胞能将雄性激素转化成为雌性激素。

事实上，很多男性乳腺癌患者可能会被查出有病前肝脏问题，所以肝脏病变也是导致乳腺癌的病因，这是因为肝脏疾病会影响到血液中激素的代谢，导致雌激素在体内大量蓄积，而雄性激素水平相对较低。

3.乳腺癌会传染吗?

很多乳腺癌患者及其家属都对乳腺癌缺乏正确的认识,害怕被传染上。

其实乳腺癌并不具有传染性。癌细胞只可以在患者体内转移、传播、扩散,对其他人是没有传染性的,但乳腺癌在其发生和发展过程中可能与传染疾病相关。我们可以说,有些乳腺癌是由传染病导致的,但是我们不能说乳腺癌具有传染性。

因此,我们不需要对乳腺癌患者避而不见,反而应该多给予关爱和支持,帮助患者一起度过难关。

4.怀孕会使乳腺癌容易复发吗?

由于乳腺癌对雌激素敏感,人们会担心当乳腺癌治愈后,怀孕期间增高的雌激素水平可能增加乳腺癌复发的机会。但从目前的研究显示,怀孕并不会增加乳腺癌发生或复发、转移的危险,只要肿瘤尚未转移至其他脏器,且治疗很到位,就可以考虑怀孕生育。

医生常常建议在乳腺癌治疗结束(手术、放疗和化疗)2年之后怀孕,这是因为手术后2年内是乳腺癌最容易复发的时期。

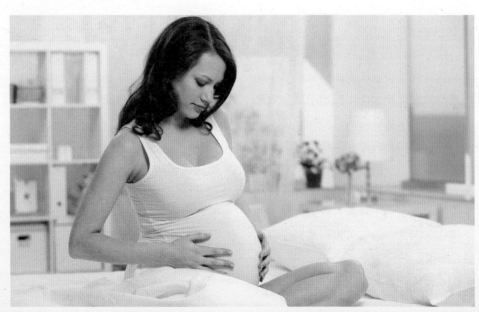

5.乳腺癌会对性生活有影响吗?

部分乳腺癌患者在手术后会出现性功能改变，如性欲减退、性高潮消失等。这些现象多数是由心理因素引起的。因为妇女在术后失去了原来丰满隆起、富有魅力的乳房，取而代之的是手术疤痕，这种巨大的变化在心理上往往使人难以接受，所以即使手术后已经复原，女性也会以种种借口拒绝丈夫对残存乳房甚至是胸部的抚摸。

这时候，如果丈夫不能正确认识和对待，流露出不能接受的态度，就会进一步刺激女方，加深女性心理上的损伤，久而久之就导致女性性功能的改变。妻子会不愿意与丈夫裸体接触，尤其是裸露出手术部位，出现性功能减退、性冷淡等功能障碍。如果对这种情况不加理会，女性性冷淡则可能进一步加重，出现生理性的问题，最明显的是阴道干涩，必然对夫妻生活带来障碍。

影响夫妻生活的并不是乳腺癌手术，而是夫妻双方的态度。加强沟通，做乳房整形术或人工再造乳房，都能对这种情况有所帮助。

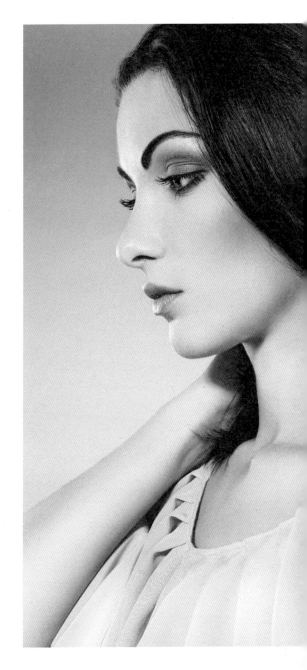

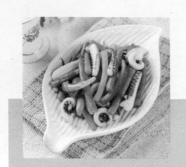

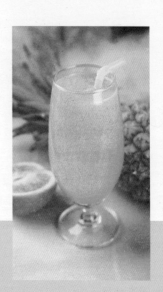

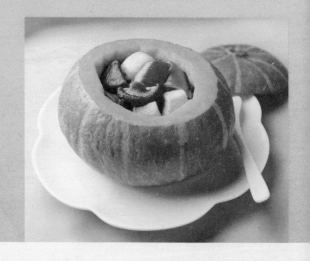

第二章

乳腺癌患者手术后的自我调理

随着现代医学的不断发展，带动乳腺外科的进步，使得手术成为当前治疗乳腺癌的主要手段。疾病的康复不仅和手术方式的选择、手术的成功与否有关，术后的饮食调养也是疾病能否完全康复的关键。

乳腺癌术后要小心护理身体

一些需终生注意的保护措施

1.不在患肢抽血、静脉注射、测血压。

2.患肢不提重物、不背包；避免长时间下垂；睡觉时适当抬高，避免受压。

3.避免患肢皮肤破损及感染，避免蚊虫叮咬；一旦皮肤破损，应该局部消毒处理，适当应用抗生素。如情况严重者应去医院就诊。

4.避免佩戴过紧的饰品，如：戒指、手表，避免穿着紧身衣。

5.对于参加运动，如打网球、乒乓球，或乘飞机的患者，最好应用弹力手臂套，能有效地预防水肿的发生。

术后对身体进行及时的护理

患者手术后，由于血肿、异物、机体的抵抗力下降和放疗、化疗造成的免疫及骨髓抑制使伤口容易感染。

除了在手术前提高患者的免疫力，应用适量的抗生素外，手术后的护理也十分重要。

手术后要注意观察患者的生命体征，特别是体温的变化。如果患者体温升高，且伤口疼痛，则提示伤口发生感染。体温过高，应物理降温，防止过多消耗患者体能。

手术后要保持伤口干燥。如果家属或患者发现伤口渗血或渗液过多，污染敷料，应通知医生及时更换敷料，防止伤口感染。

如果发现患者的手术切口长期不愈合，并有感染，应到医院在无菌的条件下进行伤口切开治疗，以清除伤口内的异物，促进肉芽组织的生长，使切口愈合。

在手术后，应为患者提供良好的环境，不要让过多亲友探视，以保证患者能有充分的休息和睡眠，必要时可以应用镇静剂。同时也避免了交叉感染。

加强患者术后的营养摄入，增强机体免疫力，促进伤口愈合。

乳腺癌术后的心理调养

患者术后主要的心理特征

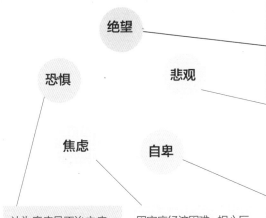

绝望

病情恶化，肿瘤转移及放疗、化疗的不良反应等，患者认为所做的一切都是徒劳的，到头来会是人财两空，对治疗和生活失去信心，拒绝治疗，等待死亡，严重时还会出现自杀倾向。

恐惧

悲观

当病情不见好转，在恐惧和焦虑的同时，缺乏对乳腺癌的正确了解，加之难以言状的痛苦和不适，常常乱发脾气，或少言寡语、精神萎靡，产生消极悲观的心理。

焦虑

自卑

认为癌症是不治之症，谈癌色变，情绪紧张，心神不安，产生极大的恐惧心理，害怕死亡。

因家庭经济困难、担心巨额的治疗费用加重生活负担，整天唉声叹气、忧心忡忡、不思饮食。

有些性格内向的患者，由于手术损毁了胸部外形，害怕失去丈夫的疼爱，担心性生活的和谐，害怕被别人歧视、嘲笑，从而出现愁眉不展、失眠等抑郁心理。

患者术后应积极调整心态

1 树立正确的生死观

人总有一死，正确对待死亡，将之看成一种正常的自然现象。

不因为死亡的阴影而郁郁寡欢，一生以追求生命的意义为指路明灯，活着即是为了更快乐地活着，更好地活着。

2 培养乐观积极的生活态度

虽然癌症剥夺了患者的一部分生活，但是在与疾病抗争的过程中，你体会了别人体会不到的生命意义所在。你还有爱你的亲人和朋友，你可以在往后的生活中保持微笑，培养乐观开朗的态度。

3 参加有益于身心康复的活动

多参加一些与康复有关的活动。可以通过参加癌症康复会，与其他癌症患者进行康复沟通，为他们提供力所能及的帮助，用自己的亲身经历鼓励患者，既能帮助到他人，又在很大程度上肯定了自己。

乳腺癌术后的身体功能锻炼

由于手术需要切掉胸部附近的一些小血管和小神经，导致患者的手术侧上肢功能受到影响，以致出现运动障碍，其中最明显的是肩关节活动受限。正常的肩关节有外展、内收、前举、后伸及旋转等功能，易受手术影响的主要是外展功能。

为了使关节功能恢复如初，乳腺癌患者术后应按以下方法进行康复训练：

拆线前的康复训练

术后当天 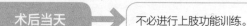 不必进行上肢功能训练。

术后第2~3天 进行握拳、松手的反复训练，每次10~20遍，每天4~6次以训练手指各个小关节的功能。

术后第4~5天 旋转腕关节，每次10~20遍，每天5~6次。还可在健手的帮助下作屈肘、伸肘的动作训练肘关节，并轻微尝试肩关节的前伸、后举、内收、外展动作。

术后第6~7天 帮助术侧上肢做向前上举动作，直到与头部相持平，每次3~5遍，每天3~4次，至有轻微痛感时即可停止。

术后第8~10天 先帮助术侧上肢上举、外展，直至逐步超过头部，然后让术侧上肢单独上举、后伸、外展、内收。每次3~5遍，每天3~4次。

术后第11~14天 让术侧肩外展，直至手掌能高过头顶，并逐步摸到对侧耳朵。每天做3~5次，每次做4~5遍。

术后第15~20天 做肩关节的旋转动作，转的幅度逐渐增大。如果在术后1个月内完成上述动作，肩关节的活动便能恢复正常。

拆线后的身体功能锻炼

一般术后14天开始拆线，7天后拆完，拆线后坚持以下锻炼方法：

体位自选，身体直立，用健侧的手指在背后握手术侧手指，再用健侧手臂牵拉手术侧手臂，一牵一松，反复多次，每日可做2~3次。

伸腰站立，双手握拳屈肘，左右手相对，向上一起伸展，然后握拳收回，做10~20遍。接着左手上，右手下，反复训练，每次10~20遍，每天2~3次。

取立位，两臂用力向前、向后有节奏地摆动，每次20~30遍，每天做2~3次。

面对墙壁，分足站立，双肘弯曲，双手掌以约双肩的高度扶壁，然后通过手指的屈伸向上移动，直至双上臂完全伸展。每天做3~4次，每次做2~3遍。

转绳面对房门，系绳于门把，患者手抓绳端，健手放在腰部，术侧上肢外展90度，与地面平行，尽可能大范围旋转绳子，转速逐渐加快。每天2~3次，每次20~30圈。

取1米长木棒，双手相距约65厘米握棒，双臂伸直举棒过头，曲肘，将棒置于头后，伸直，反复训练。每天2次，每次15~20遍。

每天早起后和晚睡前，两脚左右分立，正抡胳膊20~30下，两臂各抡一遍，一个月为一个疗程，连续训练2~3个疗程。

滑杠，取转绳用过的绳子，扔过窗帘杆或门框上，人站其下，双手各持绳的一端，伸直手臂，左右臂上下交替滑动，反复锻炼，有利于恢复上肢各关节的活动度及肌力。

取立位，两手相握举起过头，然后经头后放下，每次20~30下，每天2~3次。

注意事项

①术后锻炼需尽早，如3个月后还未开始，关节很可能已发生粘连、僵直或固定，就很难完全恢复正常。

②以上训练的前提是伤口愈合良好，如皮下有较多积血、积液，皮片粘合不佳或发生大范围皮片坏死，康复训练应延迟进行。

术后的自我按摩调养

术后，乳腺癌患者手术侧的上肢运动很困难，加上腋窝淋巴结被清除，淋巴管广泛地被切断，手术侧的手臂经常会出现不同程度的水肿，而手术后早期的自我按摩，能够帮助水肿的消退和手术侧上肢功能的恢复。

以下将介绍几种适合术后的自我按摩调养方法：

揉肩

按摩姿势：取坐姿或站姿，露出肩部。

按摩方法：手术侧上肢自然下垂，肩部放松，用健侧上肢手掌面置于肩峰，在肩峰处至肘之间进行揉搓，反复多次进行，至局部温热为度。每天做2~3次，坚持至手术侧上肢功能恢复正常。

按摩效果：促进肩部血液循环，有利于静脉和淋巴液回流，加速肩关节功能的恢复。

揉肘

按摩姿势：取坐姿。

按摩方法：手术侧上肢肘关节屈曲并放松，用健侧上肢手掌置于肘部，上下、前后反复揉搓，以肘部周围皮肤温热为宜。

按摩效果：加强曲肘、前臂旋后功能，以带动肩关节功能的恢复。

捻拔十指

按摩姿势：姿势任选。卧、坐、立均可。

按摩方法：用健侧手的拇食二指，逐一捻捏、拔伸手术侧的手指。

按摩效果：本法适用于卧床期的治疗。

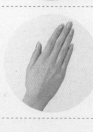

对搓双手

按摩姿势：姿势任选。

按摩方法：用双手掌、双手指分别相对用力互相搓动，由快到慢，搓热为止。

按摩效果：本法适用于术后卧床期的治疗。

单手抓空

按摩姿势：卧位、站位、立位均可。

按摩方法：手术侧五指如抓物状，有节奏地在空中抓握。每日多次。

按摩效果：本法适用于术后早期治疗。

乳腺癌术后的饮食调养

　　乳腺癌患者术后在饮食方面要讲究烹调方法，可蒸、煮、氽、软烧、烩、焖、炖等代替油煎、爆炒、凉拌。应定时、定量进食，养成良好的饮食习惯，不要暴饮暴食、偏食。

饮食之宜

每天食用200~300克蔬菜，如白菜、南瓜、胡萝卜、卷心菜、四季豆、西红柿、茄子、芦笋、香菇等，能抑制癌细胞生长。

每天食用100克水果，如苹果、白梨、香蕉、柑橘等，可增强抗癌能力，降低乳腺癌的复发概率。
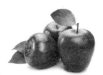

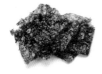
海产品具有抗癌散结的功效，可多食海蜇、海带、紫菜、海米等。

食用补气养血之品，如甲鱼汤、鸡肉汤、鳝鱼汤等，以健脾补肾。

根据四季变化调节饮食，如春、秋季多食滋阴润燥的食品；夏季多食清凉饮料，以补充体液的消耗；冬季多食温热食品。
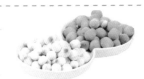

饮食之慎

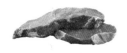
不宜多吃红肉，如猪肉、牛肉、羊肉等。

不宜食用腌制食品如腊肉、火腿、蚌肉等含致癌物质的食品。

不宜食用烟熏和油炸食品，不吃剩菜剩饭。

尽量减少发霉、厚味、刺激性的食物的摄入。
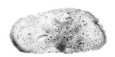

调养食谱推荐

卷心菜菠菜汤

原料 卷心菜120克，菠菜70克，水发粉丝200克，高汤300毫升，姜丝、葱丝、芝麻油各少许

制作

1 洗净的菠菜切成长段；洗好的卷心菜去根部，切细丝。
2 锅中注入适量清水烧热，倒入高汤，放入姜丝、葱丝，用大火煮至沸。
3 倒入备好的菠菜段、卷心菜丝、粉丝，拌匀，转中火略煮一会儿至食材熟透。
4 淋入少许芝麻油，搅拌匀。
5 关火后，盛出煮好的汤料即可。

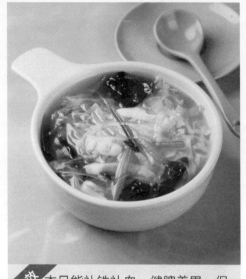

功效 本品能补铁补血、健脾养胃，促进身体更快恢复，对乳腺癌患者有益。

功效 本品具有增进食欲、帮助消化的功效。

金瓜杂菌盅

原料 金瓜650克，鸡腿菇65克，水发香菇95克，草菇20克，青椒15克，彩椒10克，盐2克，食用油适量

制作

1 将洗净的香菇、草菇、青椒、彩椒、鸡腿菇均切小块；金瓜去顶部，掏空瓜瓤制成金瓜盅待用。
2 用油起锅，倒入香菇、草菇、青椒、彩椒、鸡腿菇翻炒，注入适量清水，用大火略煮，加入少许盐调味，装入金瓜盅内，待用。
3 蒸锅上火烧开，放入金瓜盅，用中火蒸约40分钟，至食材熟透即可。

莲藕菱角排骨汤

原料 排骨300克，莲藕150克，菱角30克，胡萝卜80克，姜片少许，鸡粉3克，盐2克，料酒适量

制作

1 洗净的菱角去壳，对半切开；胡萝卜、莲藕均去皮洗净，切块。
2 锅中注水烧开，倒入排骨块，淋入料酒，略煮，捞出备用。
3 砂锅中注水烧开，放入排骨块，淋料酒，大火煮15分钟，再放入莲藕块、胡萝卜块、菱角肉，盖上盖，小火煮5分钟。放入姜片，小火续煮25分钟。
4 揭盖，加盐、鸡粉拌匀调味。

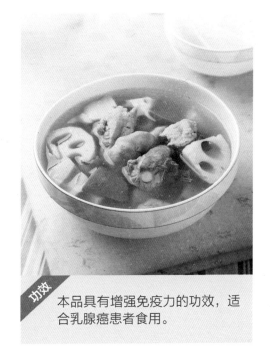

功效 本品具有增强免疫力的功效，适合乳腺癌患者食用。

功效 本品补充维生素和矿物质，有助于养心安神、益肾固精，适合乳腺癌患者食用。

清润八宝汤

原料 水发莲子80克，无花果4枚，水发芡实95克，水发薏米110克，去皮胡萝卜130克，莲藕、排骨各150克，百合60克，姜片少许，盐1克

制作

1 材料洗净；胡萝卜切滚刀块；莲藕切成块；排骨切段。
2 沸水锅中倒入排骨段，余去血水及脏污，捞出待用。
3 砂锅注水，倒入排骨段、莲藕块、胡萝卜块、薏米、百合、姜片、莲子、芡实、无花果，加盖，用大火煮开后转小火续煮2小时至入味，最后加入盐调味。

红枣芋头汤

原料 去皮芋头250克，红枣20克，冰糖20克

制作

1 洗净的芋头切丁。
2 砂锅注水烧开，倒入切好的芋头丁。
3 放入洗好的红枣。
4 加盖，用大火煮开后转小火续煮15分钟至食材熟软。
5 揭盖，倒入冰糖，搅拌至溶化。
6 关火后盛出煮好的甜品汤，装碗即可。

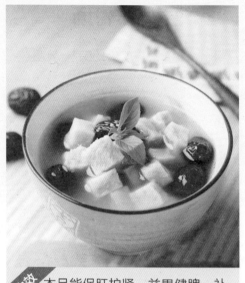

功效 本品能保肝护肾、益胃健脾、补血养血，帮助改善乳腺癌患者的体质。

功效 本品能保肝护肾、健脾养胃，有助于增强食欲，促进乳腺癌患者健康恢复。

荷叶扁豆绿豆汤

原料 瘦肉100克，荷叶15克，水发绿豆90克，水发扁豆90克，陈皮30克，盐2克

制作

1 洗净的瘦肉切大块。
2 锅中注水烧开，放入瘦肉块，汆煮片刻，捞出待用。
3 砂锅中注水烧开，倒入瘦肉块、荷叶、陈皮、扁豆、绿豆，拌匀。
4 加盖，大火煮开后转小火煮1小时至熟。
5 揭盖，加入盐，搅拌片刻至入味，盛出即可。

桂花酸梅汤

原料 桂花酸梅汤汤料包1/2包（乌梅、桂花、陈皮、山楂、甘草、洛神花、冰糖）

制作

1 将甘草、洛神花装进隔渣袋中，放入装有清水的碗中，倒入山楂、陈皮、乌梅，搅拌均匀，将汤料泡发8分钟，捞出待用。

2 砂锅注入1000毫升清水，倒入泡发好的汤料，用大火煮开后转小火续煮45分钟至汤料有效成分析出，放入冰糖，搅拌至冰糖溶化，倒入桂花，搅匀，加盖，煮约15分钟至汤品入味即可。

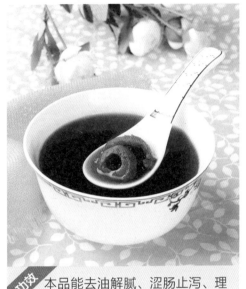

功效 本品能去油解腻、涩肠止泻、理气健脾，帮助增进乳腺癌患者的食欲。

椰奶花生汤

原料 花生100克，去皮芋头150克，牛奶200毫升，椰奶150毫升，白糖30克

制作

1 洗净的芋头切厚片，切粗条，改切成块。

2 锅中注水烧开，倒入花生、切好的芋头块，拌匀。

3 盖上盖，用大火煮开后转小火续煮40分钟至食材熟软。

4 揭盖，倒入牛奶、椰奶，拌匀，盖上盖，大火煮开。

5 揭盖，加白糖，拌至溶化，盛出即可。

功效 本品能益肝肾、益胃健脾，有助于提高乳腺癌患者的免疫力，常食有益。

猴头菇煲鸡汤

原料 水发猴头菇50克，玉米块120克，鸡肉块350克，姜片少许，鸡粉2克，盐2克，料酒8毫升

制作

1 洗好的猴头菇切成小块。
2 锅中注入适量清水烧开，淋入料酒，倒入鸡肉块汆去血水，捞出，沥干水分，待用。
3 砂锅中注入适量清水烧开，放入玉米块、猴头菇块、鸡肉块、姜片，盖上盖，烧开后用小火煮30分钟，至食材熟透。
4 揭开盖子，放入少许鸡粉、盐，拌匀调味即可。

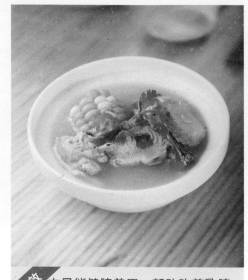

功效 本品能健脾养胃，帮助改善乳腺癌患者的胃口，有助于增强体质。

功效 本品能益肾固精、养元气，有助于提高乳腺癌患者的抗病能力。

黑豆核桃乌鸡汤

原料 乌鸡块350克，水发黑豆80克，水发莲子30克，核桃仁30克，红枣25克，桂圆肉20克，盐2克

制作

1 锅中注水烧开，倒入乌鸡块，汆煮片刻，捞出待用。
2 砂锅中注水，倒入乌鸡块、黑豆、莲子、核桃仁、红枣、桂圆肉，加盖，大火煮开转小火煮3小时至食材熟软。
3 揭盖，加入盐，搅拌片刻至入味即可。

核桃花生双豆汤

原料 排骨块155克，核桃仁70克，水发赤豆45克，花生米55克，水发眉豆70克，盐2克

制作

1. 锅中注水烧开，放入洗净的排骨块，汆煮片刻，捞出待用。
2. 砂锅中注水烧开，倒入排骨块、眉豆、核桃仁、花生米、赤豆，拌匀。
3. 加盖，大火煮开后转小火煮3小时至熟。
4. 揭盖，加入盐，稍稍搅拌至入味即可。

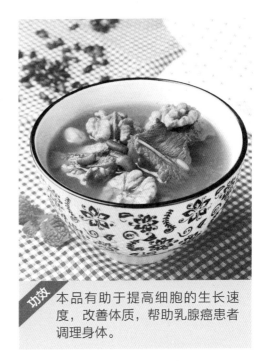

功效 本品有助于提高细胞的生长速度，改善体质，帮助乳腺癌患者调理身体。

功效 本品有开胃养胃、补肾、消水肿的功效。

酸萝卜老鸭汤

原料 老鸭肉块500克，酸萝卜块200克，生姜40克，花椒10克，盐3克，料酒8毫升

制作

1. 将洗净去皮的生姜切成片。
2. 锅中注入清水烧开，倒入洗净的鸭肉块汆水，捞出沥干，待用。
3. 砂锅中注入适量清水烧开，放入花椒，倒入鸭肉块，撒上姜片，淋入少许料酒，盖上盖，煮沸后用小火炖煮约40分钟，揭盖，倒入酸萝卜块，用小火续煮约20分钟，至食材熟透。
4. 加入少许盐搅匀调味。

木瓜红枣陈皮生鱼汤

原料 生鱼块400克，木瓜块150克，红枣20克，陈皮8克，姜片少许，高汤适量，盐2克，食用油适量

制作

1 热锅中注油，放入姜片爆香，倒入洗净的生鱼块，翻炒至金黄色，加入适量高汤，拌煮片刻，装入煲汤鱼袋里面，装盘备用。

2 砂锅中注入高汤烧开，倒入煲汤鱼袋，放入木瓜块、红枣、陈皮，盖上盖，用大火煮15分钟，转小火炖约2小时至食材熟透。

3 揭开盖，放入盐，拌匀调味，盛出装碗即可。

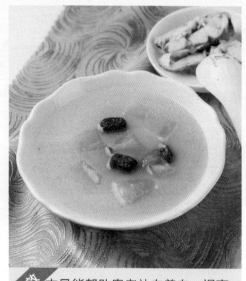

功效 本品能帮助患者补血养血、提高免疫力，适合术后需补虚的乳腺癌患者食用。

功效 本品能益肝肾、养血，有助于提高抗病能力，适合乳腺癌患者食用。

红参淮杞甲鱼汤

原料 甲鱼块800克，桂圆肉8克，枸杞5克，红参3克，淮山2克，姜片少许，盐2克，鸡粉2克，料酒4毫升

制作

1 砂锅中注水烧开，倒入姜片、红参、淮山、桂圆肉、枸杞。

2 再倒入洗净的甲鱼块，淋入少许料酒，盖上盖，小火煮约1小时至其熟软。

3 揭盖，加盐、鸡粉，搅拌均匀，煮至食材入味。

4 将煮好的汤料盛出，装入碗中即可。

黄芪红枣鳝鱼汤

原料 鳝鱼肉350克,鳝鱼骨100克,黄芪、红枣、姜片各少许,盐、鸡粉各2克,料酒4毫升

制作

1 洗好的蒜苗切末;洗净的鳝鱼肉切上网格花刀,与鳝鱼骨均切段,分别入沸水中余去血水,捞出,待用。

2 砂锅中注入适量清水烧热,倒入备好的红枣、黄芪、姜片,大火煮沸,倒入鳝鱼骨段,烧开后小火煮约30分钟,放入鳝鱼肉段,加盐、料酒,用小火煮约20分钟至食材入味即可。

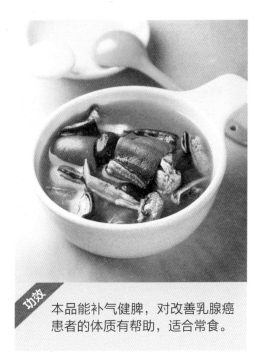

功效 本品能补气健脾,对改善乳腺癌患者的体质有帮助,适合常食。

芦荟花生粥

原料 水发大米100克,花生米45克,芦荟60克

制作

1 将洗净的芦荟切开,取果肉,再切小块,备用。

2 砂锅中注入适量清水烧热,倒入洗净的大米。

3 放入洗好的花生米,加入切好的芦荟块,搅拌匀。

4 盖上盖,烧开后用小火煮约35分钟,至食材熟透。

5 揭盖,搅拌几下,再盛出装碗,待稍微冷却后即可食用。

功效 本品能润泽皮肤、清热、健胃,对术后身体虚弱的乳腺癌患者有益。

葡萄干苹果粥

原料 去皮苹果200克，水发大米400克，葡萄干30克，冰糖20克

制作

1 洗净的苹果去核，切丁。
2 砂锅中注入适量清水烧开，倒入大米，拌匀。
3 加盖，大火煮20分钟至熟。
4 揭盖，放入葡萄干、苹果丁，拌匀。
5 加盖，续煮2分钟至食材熟透。
6 揭盖，加入冰糖，搅拌至冰糖溶化，关火后盛出装碗即可。

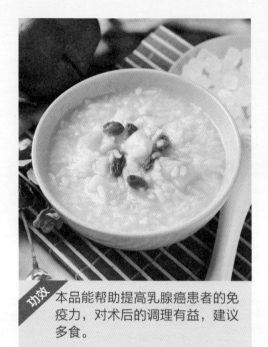

功效 本品能帮助提高乳腺癌患者的免疫力，对术后的调理有益，建议多食。

南瓜山药杂粮粥

原料 山药125克，南瓜肉110克，水发糙米120克，水发燕麦140克，水发大米95克，玉米碴65克

制作

1 将去皮洗净的山药切小块；洗好的南瓜肉切小块。
2 砂锅中注入适量清水烧开，倒入洗净的糙米、大米、燕麦。
3 盖上盖，烧开后小火煮约60分钟，至米粒变软。
4 揭盖，倒入南瓜块、山药块、玉米碴，搅拌一会儿，使其散开。
5 盖盖，用小火续煮约20分钟，至食材熟透即可。

功效 本品有调养脾胃的功效，适合乳腺癌患者术后调理身体时食用。

海带薏米粥

原料 水发大米120克，水发薏米100克，海带丝65克

制作

1 砂锅中注入适量清水烧热。
2 倒入洗净的薏米，放入洗好的大米，盖上盖，烧开后用小火煮约30分钟，至米粒变软。
3 揭盖，倒入洗净的海带丝搅匀。
4 再盖上盖，用中小火煮约15分钟，至食材熟透。
5 揭盖，搅拌几下，关火后盛出煮好的薏米粥，装碗即可。

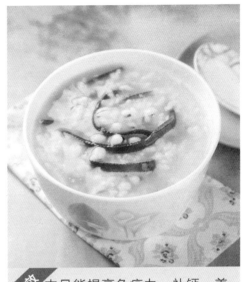

功效 本品能提高免疫力、补钙、美容，对护理乳腺癌术后的生活有益，适合常食。

功效 本品能健脾胃、益气补肾，帮助强身健体，适合乳腺癌患者术后调理身体时食用。

板栗牛肉粥

原料 水发大米120克，板栗肉70克，牛肉片60克，盐2克，鸡粉少许

制作

1 砂锅中注入适量清水烧热，倒入洗净的大米，搅匀，盖上盖，烧开后用小火煮约15分钟。
2 揭盖，再倒入洗好的板栗肉，拌匀；再盖上盖，用中小火煮约20分钟，至板栗肉熟软。
3 揭盖，倒入备好的牛肉片，拌匀，加少许盐、鸡粉，拌匀，用大火略煮，至牛肉片熟透，关火后盛出装碗即可。

鳕鱼粥

原料 鳕鱼肉120克，水发大米150克，盐少许

制作

1 蒸锅上火烧开，放入处理好的鳕鱼肉，中火蒸约10分钟，取出，放凉，压成泥状，备用。

2 砂锅中注入适量清水烧开，倒入洗净的大米，搅拌均匀。

3 盖上锅盖，烧开后用小火煮约30分钟至大米熟软。

4 揭开锅盖，倒入鳕鱼肉泥，搅拌匀。

5 加入少许盐，拌匀，略煮片刻至入味，盛出装碗即可。

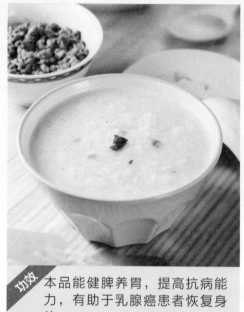

功效 本品能健脾养胃，提高抗病能力，有助于乳腺癌患者恢复身体。

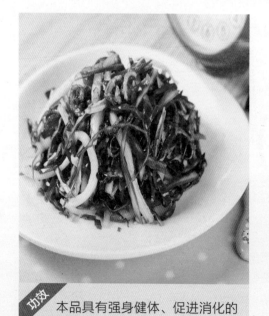

功效 本品具有强身健体、促进消化的功效。

紫甘蓝拌海蜇丝

原料 紫甘蓝160克，白菜160克，水发海蜇丝30克，香菜末20克，蒜末少许，盐、白糖各3克，芝麻油8毫升，陈醋10毫升

制作

1 将洗净的白菜、紫甘蓝均切丝。

2 锅中注入适量清水烧开，倒入海蜇丝，氽水，捞出沥干，备用。

3 沸水锅中倒入切好的白菜丝、紫甘蓝丝，焯水，捞出，备用。

4 取一个大碗，倒入白菜丝、紫甘蓝丝、海蜇丝，加入少许盐、白糖、芝麻油、陈醋，撒上香菜末，拌匀入味即可。

白菜炒菌菇

原料 大白菜200克，蟹味菇60克，香菇50克，葱段少许，盐3克，蚝油5克，食用油适量

制作

1. 将洗净的蟹味菇切去老茎；洗好的香菇切成片；洗净的大白菜切成小块。
2. 锅中注入适量清水烧开，倒入白菜块、香菇片、蟹味菇，焯水，捞出，沥干水分，待用。
3. 用油起锅，放入葱段，爆香，倒入焯煮过的食材，再加入蚝油、盐，炒匀调味即可。

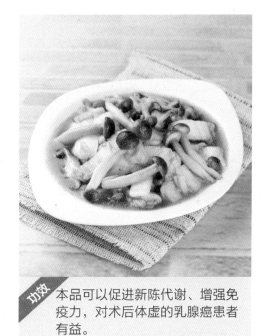

功效 本品可以促进新陈代谢、增强免疫力，对术后体虚的乳腺癌患者有益。

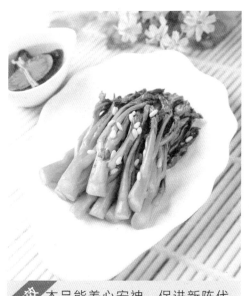

功效 本品能养心安神、促进新陈代谢，对术后需要调养身体的乳腺癌患者有益。

远志炒菜心

原料 菜心500克，远志8克，夜交藤10克，松仁少许，盐、白糖、鸡粉各2克，水淀粉、食用油各适量

制作

1. 砂锅中注水烧热，倒入远志、夜交藤，盖上锅盖，大火煮30分钟后滤出煮好的药汁，装碗待用。
2. 热锅注油，倒入洗净的菜心翻炒片刻，倒入熬煮好的药汁，加入盐、白糖、鸡粉，再倒入少许水淀粉，翻炒匀。
3. 放入松仁，快速翻炒匀即可。

上海青扒鲜蘑

原料 上海青200克，口蘑60克，盐2克，料酒、水淀粉、食用油各适量

制作

1. 洗净的口蘑对半切开；洗好的上海青去除老叶，对半切开。
2. 锅中水烧开，放入上海青焯水，捞出；再倒入口蘑，煮至断生，捞出。
3. 用油起锅，倒入口蘑，淋入少许料酒，注入适量清水，加入盐、水淀粉炒匀，关火后待用。
4. 取一个盘子，放入焯熟的上海青，摆好，再盛出锅中的食材，摆好盘即可。

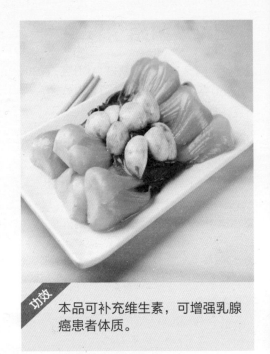

功效 本品可补充维生素，可增强乳腺癌患者体质。

功效 本品可促进新陈代谢，帮助乳腺癌患者恢复健康。

芥蓝炒冬瓜

原料 芥蓝80克，冬瓜100克，胡萝卜40克，木耳35克，蒜末少许，盐4克，食用油适量

制作

1. 将洗净去皮的胡萝卜、切片；洗好的木耳切成片；去皮洗好的冬瓜切成片；洗净的芥蓝切成段。
2. 锅中注入适量清水烧开，放入胡萝卜片、木耳片、芥蓝段，焯水，再放入冬瓜片，煮1分钟；将所有食材捞出，待用。
3. 用油起锅，放入蒜末爆香，倒入焯好的食材，翻炒匀，放入适量盐炒匀调味即可。

胡萝卜丝炒卷心菜

原料 胡萝卜150克，卷心菜200克，柿子椒35克，盐2克，食用油适量

制作

1 洗净去皮的胡萝卜切片，改切成丝；洗好的柿子椒切细丝；洗净的卷心菜切去根部，再切粗丝。
2 用油起锅，倒入胡萝卜丝、卷心菜丝、柿子椒丝，炒匀，注入少许清水，炒至食材断生。
3 加入少许盐炒匀调味，关火后盛出炒好的菜肴即可。

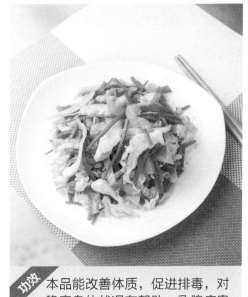

功效 本品能改善体质，促进排毒，对稳定身体状况有帮助，乳腺癌患者可多食。

黄瓜炒木耳

原料 黄瓜180克，水发木耳100克，胡萝卜40克，姜片、葱段各少许，盐2克，水淀粉10毫升，食用油适量

制作

1 洗好去皮的胡萝卜切段，再切成片；洗净的黄瓜切开，去瓤，用斜刀切段，备用。
2 用油起锅，倒入姜片、葱段爆香，放入胡萝卜片炒匀，倒入洗好的木耳、黄瓜段翻炒。加入少许盐，炒匀调味。
3 倒入适量水淀粉，翻炒均匀，关火后盛出炒好的菜肴即可。

功效 本品能补充维生素和矿物质，帮助清除血液垃圾，让乳腺癌患者的身体更强壮。

048

橘子豌豆炒玉米

原料 玉米粒70克，豌豆95克，橘子肉120克，葱段少许，盐1克，鸡粉1克，水淀粉、食用油各适量

制作

1 锅中注水烧开，加少许盐、食用油，倒入洗净的玉米粒，煮1分钟，放入洗好的豌豆煮半分钟，倒入橘子肉煮半分钟。

2 捞出焯煮好的食材，沥干水分，待用。

3 油锅烧热，放葱段爆香，放入焯过水的食材炒匀，加盐、鸡粉，炒至入味，最后倒入适量水淀粉炒匀即可。

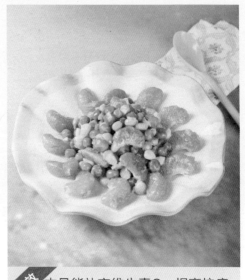

功效 本品能补充维生素C，提高抗病能力，帮助增强免疫力，乳腺癌患者宜常食。

功效 本品可增强乳腺癌患者体质，有补虚益气的功效。

鱿鱼须炒四季豆

原料 鱿鱼须300克，四季豆200克，彩椒适量，葱段少许，盐3克，料酒6毫升，食用油适量，水淀粉适量

制作

1 洗好的四季豆切成小段；洗净的彩椒去籽，切成粗条；处理好的鱿鱼须切成段。

2 锅中注入适量清水，倒入四季豆段焯水，捞出沥干；再倒入鱿鱼须余去杂质，捞出沥干，待用。

3 热锅注油，倒入葱段爆香，放入鱿鱼须翻炒，淋入少许料酒，倒入彩椒条、四季豆段，加入少许盐、水淀粉快速炒匀入味即可。

芦笋煨冬瓜

原料 冬瓜230克，芦笋130克，蒜末少许，盐1克，鸡粉1克，水淀粉、芝麻油、食用油各适量

制作

1 洗净的芦笋用斜刀切段，焯水；洗好去皮的冬瓜去瓤，切小块，焯水。

2 用油起锅，放入蒜末，爆香，倒入焯过水的食材，炒匀，加少许盐、鸡粉，倒入少许清水，大火煨煮约半分钟。

3 倒入适量水淀粉勾芡，淋入适量芝麻油，炒匀，至食材入味，盛出即可。

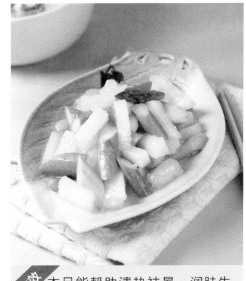

功效 本品能帮助清热祛暑、润肤生津、解毒排脓，对卧床体虚的乳腺癌患者有益。

功效 本品能清热止血、消肿止痛、保护心脑血管，对乳腺癌患者有益。

黄豆焖茄丁

原料 茄子70克，水发黄豆100克，胡萝卜30克，柿子椒15克，盐2克，料酒4毫升，鸡粉2克，胡椒粉3克，芝麻油3毫升，食用油适量

制作

1 洗好去皮的胡萝卜切丁；洗净的柿子椒切丁；洗好的茄子切丁。

2 用油起锅，倒入胡萝卜丁、茄子丁炒匀，注入清水，倒入洗净的黄豆，加盐、料酒，烧开后小火煮约15分钟。

3 放柿子椒丁，中火焖5分钟，再加入鸡粉、胡椒粉、芝麻油，转大火收汁，盛出即可。

西红柿豆角焖鸡丁

原料 鸡胸肉丁270克，豆角180克，西红柿50克，葱段少许，盐3克，番茄酱7克，水淀粉适量，食用油适量

制作

1 洗好的豆角切段；洗净的西红柿切丁；鸡胸肉丁加少许盐、水淀粉拌匀上浆，腌渍约10分钟。

2 锅中注入适量清水烧开，倒入豆角段焯水，捞出，备用。

3 用油起锅，倒入鸡肉丁炒至变色，放入葱段爆香，倒入焯过水的豆角段、西红柿丁，炒至变软，加入适量番茄酱、盐，炒匀调味，倒入少许水淀粉炒匀。

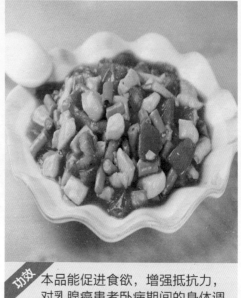

功效 本品能促进食欲，增强抵抗力，对乳腺癌患者卧病期间的身体调养有益。

木耳枸杞蒸蛋

原料 鸡蛋2个，木耳1朵，水发枸杞少许，盐2克

制作

1 洗净的木耳切粗条，改切成块。

2 取一碗，打入鸡蛋，加入盐，搅散，倒入适量温水，加入木耳块，拌匀。

3 蒸锅注入适量清水烧开，放上碗加盖，中火蒸10分钟至熟。

4 揭盖，关火后取出蒸好的木耳鸡蛋，放上枸杞即可。

功效 本品能滋阴补虚，帮助增强抗病能力，对乳腺癌患者卧病期间的身体调养很有益。

西红柿浇汁鳕鱼

原料 鳕鱼块320克，西红柿90克，洋葱碎少许，盐3克，料酒5毫升，番茄酱、生粉各适量，食用油少许

制作

1 洗好的西红柿去皮，切小丁；洗净的鳕鱼肉装碗，加盐、料酒拌匀，腌渍约10分钟，裹上生粉。

2 煎锅倒入少许食用油烧热，放入鳕鱼肉，用中火煎至两面熟透，盛出装盘，待用。

3 用油起锅，放入洋葱碎、西红柿丁炒透，加入番茄酱、盐，拌匀调成味汁，关火后盛出味汁，浇在鳕鱼肉上即可。

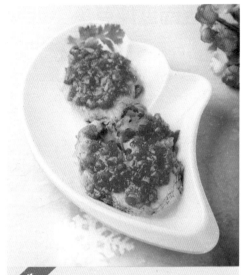

功效 本品能补充优质蛋白，帮助提高抗病能力，促进乳腺癌患者身体的恢复。

焖平鱼

原料 平鱼350克，蒜瓣、葱段、红椒丝各少许，盐2克，生抽、料酒各少许，花椒油、食用油各适量

制作

1 洗净的平鱼切上花刀，装盘，加少许生抽、料酒腌渍入味。

2 煎锅中油烧热，放入平鱼，用中火煎至断生，倒入蒜瓣、部分葱段，炒香；注入适量清水，加入盐、料酒、生抽调味，中火煮约2分钟至入味。

3 加适量花椒油调味，煮至入味，盛出装盘，再用红椒丝与剩下的葱段点缀即可。

功效 本品能补气虚、健脾胃、降血压，对需要调养身体的乳腺癌患者有益。

土豆南瓜炖豆角

原料 五花肉260克，南瓜肉160克，土豆、豆角各60克，姜片、葱段、八角各少许，盐3克，料酒4毫升

制作

1. 将洗净去皮的土豆切滚刀块；洗好的南瓜肉切大块；洗净的五花肉切块；洗好的豆角切长段。
2. 锅中注水烧开，倒入五花肉块，汆去血水，捞出沥干，待用。
3. 砂锅注水烧热，倒入五花肉块、姜片、葱段、八角，炖煮约30分钟，倒入土豆块、豆角段、南瓜块，用小火续煮约20分钟，再加盐、料酒调味即可。

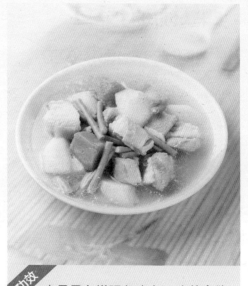

功效 本品具有增强免疫力、改善食欲的功效。

黄豆白菜炖粉丝

原料 熟黄豆150克，水发粉丝200克，白菜120克，姜丝、葱段各少许，盐2克，鸡粉少许，生抽5毫升，食用油适量

制作

1. 将洗净的白菜切粗丝。
2. 用油起锅，撒上姜丝、葱段爆香，倒入白菜丝，炒至变软，淋生抽，注入适量清水，大火煮沸，倒入洗净的黄豆，拌匀，加入少许盐、鸡粉，拌匀调味。
3. 盖上盖，用中火煮约5分钟，至全部食材熟透；揭盖，倒入洗净的粉丝，搅散，煮至熟软即可。

功效 本品能补充植物蛋白、膳食纤维，帮助均衡营养，是乳腺癌患者日常饮食优选。

螃蟹炖豆腐

原料 豆腐185克，螃蟹2只，姜片、葱段各少许，盐2克，鸡粉2克，料酒4毫升，食用油适量

制作

1 将洗净的螃蟹去除脏物，再敲裂蟹钳；洗净的豆腐切方块。

2 用油起锅，倒入姜片、葱段爆香，放入螃蟹炒匀，淋少许料酒，炒香，注入适量清水，大火煮沸，放入豆腐块，盖上锅盖，小火煮约15分钟，至食材熟透。

3 揭盖，加少许盐、鸡粉，拌匀，转大火煮至食材入味，关火后盛出装盘即可。

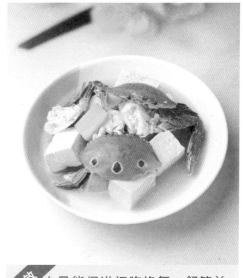

功效 本品能促进细胞修复、舒筋益气、健胃消食，对乳腺癌患者术后康复训练有益。

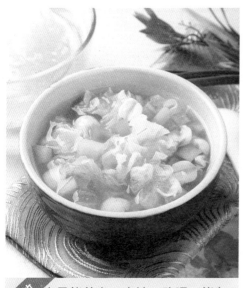

功效 本品能养心、安神、助眠，能有效帮助乳腺癌患者提高睡眠质量。

木瓜莲子炖银耳

原料 泡发银耳100克，莲子100克，木瓜200克，冰糖20克

制作

1 砂锅中注入适量清水，倒入泡发好的银耳、莲子，拌匀。

2 盖上盖，大火煮开之后转小火煮90分钟至食材熟软。

3 揭盖，放入切好的木瓜块、冰糖，拌匀。

4 盖上盖，小火续煮20分钟，至析出有效成分。

5 揭盖，搅拌一下，关火后盛出炖好的汤料，装入碗中即可。

上海青海米豆腐羹

原料 上海青35克，海米15克，豆腐270克，盐少许，水淀粉、料酒、食用油各适量

制作

1 洗净的豆腐切块；洗好的上海青切碎。

2 锅中倒入适量食用油烧热，放入洗净的海米，炒香，淋入少许料酒，注入适量清水，加少许盐。

5 倒入豆腐块，拌匀，盖上锅盖，用中火煮3分钟，至食材熟软。

6 揭开锅盖，倒入上海青碎，煮至变软，倒入适量水淀粉，搅拌至汤汁浓稠即可。

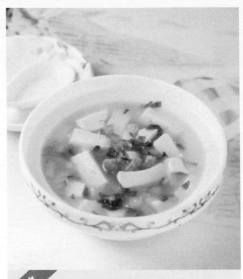

功效 本品能补充多种营养素，对乳腺癌患者身体机能的恢复有很好的调理作用。

红枣大麦茶

原料 熟大麦30克，红枣20克

制作

1 砂锅中注入适量清水烧开，倒入大麦、红枣，拌匀。

2 盖上砂锅盖，大火煮15分钟，至有效成分析出。

3 揭盖，关火后将煮好的茶水盛出，装入杯中即可。

功效 本品能益气补血、健脾养胃、养心安神，适合乳腺癌患者食用。

人参雪梨马蹄饮

原料 人参片3克，雪梨200克，马蹄180克，桂圆肉40克，甘蔗150克，牛奶100毫升

制作

1 洗净去皮的马蹄切小块；甘蔗去皮切块；洗好的雪梨去皮，去核，切小块。

2 砂锅中注入适量清水烧开，倒入人参片、雪梨块、马蹄块、桂圆肉、甘蔗块拌匀。

3 盖上盖，用小火煮15分钟，至全部食材熟透；揭开盖，倒入适量牛奶，搅拌片刻，至混合均匀，盛入碗中即可。

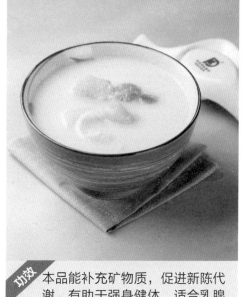

功效 本品能补充矿物质，促进新陈代谢，有助于强身健体，适合乳腺癌患者食用。

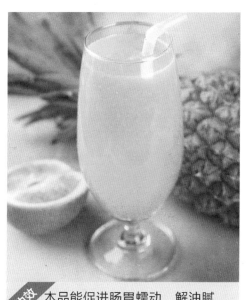

功效 本品能促进肠胃蠕动、解油腻、缓解疲劳，有助于提高乳腺癌患者的抗病能力。

菠萝橙汁

原料 菠萝肉100克，橙子肉70克

制作

1 菠萝肉切小丁块。

2 橙子肉切小块。

3 取榨汁机，选择搅拌刀座组合，倒入切好的水果块。

4 注入适量纯净水，盖好盖子。

5 选择"榨汁"功能，榨取果汁。

6 断电后倒出菠萝橙汁，装入杯中即可。

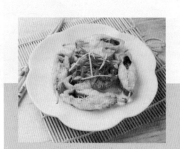

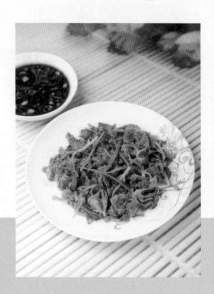

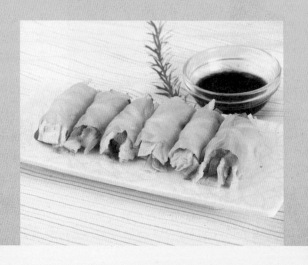

第三章

乳腺癌患者放疗期间的自我调理

放疗作为一种局部疗法，对于早期乳腺癌的保乳治疗起到了很大作用，因此很多患者都选择放疗治疗乳腺癌，但是这种治疗同时也存在着一定的弊端。在中医里面放射线属于热毒之邪，易耗人体阴津精血，射线一方面会使脏腑失养而功能失常，另一方面耗损阴津，最终使得正气耗损、五脏俱伤，治疗应以养阴之法来扶正祛邪，从而降低放疗的不良反应。

乳腺癌放疗引起皮肤反应的护理

在乳腺癌放疗期间，首当其冲引起反应的就是皮肤。因此，对放疗引起的皮肤反应的预防和处理是否及时、得当，关系着病人愈后生活质量是否能提高。

皮肤反应的具体表现

放射性皮肤反应按标准，可分为五级：

放射性皮肤反应分级标准		
0级	无变化	**当出现Ⅰ、Ⅱ级皮肤反应：**
Ⅰ级	滤泡样暗色红斑/脱发/干性脱皮/出汗减少	可继续放疗，保持放射野局部清洁干燥，避免较硬的衣服摩擦刺激，除应用赛肤润涂抹外，还应喷洒金因肽。
Ⅱ级	触痛性或鲜色红斑/片状湿性脱皮/中度水肿	**当出现Ⅲ、Ⅳ级皮肤反应：**
Ⅲ级	皮肤皱褶以外部位融合的湿性脱皮/凹陷性水肿	若放疗过程中出现融合的湿性脱皮、溃疡出血等反应，则应立即停止放疗，局部继续应用赛肤润涂抹，有感染者遵医嘱应用抗生素。
Ⅳ级	溃疡/出血/坏死	

放疗皮肤反应也可分为干性和湿性两种：

干性皮肤

放疗之后，干性皮肤的反应表现为皮肤瘙痒、红斑、色素沉着及脱屑，无渗出物，一般不会感染。

湿性皮肤

放疗之后，湿性皮肤的反应表现为照射区皮肤有湿疹、水泡，严重时可造成糜烂、破溃，多发生在腋下、腹股沟、腋窝及会阴部，容易发生感染。一旦发生感染，不但给病人带来不必要的痛苦，而且可能延误治疗。

皮肤反应的护理方法

针对放疗对皮肤损伤较大的特点，患者应该保持放疗区皮肤清洁，预防感染，并注意以下对乳腺癌放疗引起皮肤反应的护理方法：

1 湿性皮肤反应应保持局部清洁、干燥，如有水泡时应涂硼酸软膏后用无菌敷料覆盖，待渗液吸收后再暴露。

2 外出时尽量避免太阳直射放射区皮肤，如果是头颈部，可以戴帽子和围巾，尤其夏天应尽量避免出汗。

3 洗澡时不要用力搓皮肤，不要用肥皂、酒精等刺激性强的洗涤品，勿用过冷、过热的水，可用软毛巾轻轻沾洗，同时选用温和中性的香皂和洗涤用品。

4 勿擅自在照射区皮肤使用刺激性油膏或其他药物，也不可以贴胶布，因为胶布内的氧化锌为重金属，可产生二次射线加重皮肤放疗反应，更不可使用热水袋。

5 干性皮肤反应可用无刺激性的维生素A、维生素D软膏或羊毛脂涂擦，或涂1%氢化可的松霜剂保护皮肤及止痒。干性脱皮不要用力撕脱。

6 要保持乳房、腋窝处皮肤干燥，注意通风；皮肤瘙痒时可轻拍局部，勿搔抓皮肤；如局部发生感染，应停止放疗，进行抗感染治疗。

7 穿纯棉、柔软、宽松的衣服，避免穿着化纤及衣领较硬的衣服，减少对皮肤的摩擦，防止皮肤擦伤。

8 人参皂苷（Rh2）配合放疗服用可以增效减毒，提高自身免疫力，几个疗程下来皮肤反应的情况即会改善，更重要的是，还能控制癌细胞进一步转移，提高生活质量。

乳腺癌放疗期间并发症的护理

放射性急性胃炎

原 因　接受放射性治疗的患者出现上腹部症状时需考虑放射性急性胃炎的可能性。虽然胃壁具有较厚的黏膜层和肌层，能够耐受一定量的放射线，但用于治疗恶性肿瘤的放射线剂量常高于耐受剂量，放射性胃损伤不可避免。

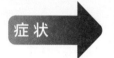

症 状　出现恶呕、食欲不振、消化不良等，严重者出现反复黑便血。

最初的损伤表现为黏膜充血、胃黏膜的急性炎症、水肿伴片状渗血，病变常为弥漫性。随着损伤进一步加剧，黏膜下血管性病变逐渐开始发生。最终进展为闭塞性动脉内膜炎、血管炎、内皮增殖，导致黏膜溃疡、毛细血管扩张和纤维化。

护理措施　①注意卧床休息，多饮水，以利代谢物的排泄。

②症状较重者一般处理效果不好时可考虑输液或停止放疗。

③最简便的方法是用手按压或针刺内关穴和足三里穴，会有一定的帮助。

放射性骨髓造血抑制

原 因　在临床上，接受放疗的患者当放射线照射到骨髓时，可引起骨髓造血功能不同程度的障碍。

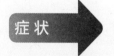

症 状　轻度不良反应可引起外周血细胞呈不同程度减少，但停止放疗后可自行恢复；严重的不良反应可导致骨髓抑制，致使病人外周血细胞显著降低，并因白细胞显著减少而继发严重的感染，血小板显著降低而招致致命的出血。

护理措施　①多吃富含造血原料的食物，可以促进骨髓造血。

②在骨髓抑制的防治过程中，最重要的一点是患者的心理状态，要放开对放疗的思想顾忌，将吃好饭当作第一治疗，只有吃好饭，才能让骨髓得到造血物质，才能生产红细胞。

放射性肺炎

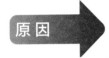

放射性肺炎的发生、严重程度与放射方法、放射量、放射面积、放射速度均有密切关系。放射野越大发生率越高；大面积放射的肺组织损伤较局部放射严重，放射速度越快，越易产生肺损伤。

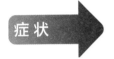

轻者无症状，多于放射治疗后2～3周出现症状，常有刺激性干咳，伴气急、心悸和胸痛，不发热或低热、偶有高热。

气急随肺纤维化加重呈进行性加剧，容易产生呼吸道感染而加重呼吸道症状，并发放射性食管炎时出现吞咽困难。

若放射损伤肋骨，产生肋骨骨折，局部有明显压痛。

①每天要观察体温变化，轻度发热可予以30%酒精或温水擦浴，推拿涌泉穴、合谷穴、曲池穴等。

②保持室内清洁、空气新鲜，室内温度一般在18～20℃为宜，湿度以60%～65%为佳。

③对有痰不易咳出者，可轻拍背部，由下往上帮助排痰。

放射性食管炎

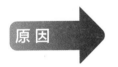

由于放射线对生物体产生电离作用，使正常组织和细胞遭受损伤和破坏。而食管的鳞状上皮对放射性物质比较敏感，因此在放疗过程中有可能发生放射性食管损伤，尤其当放疗与化疗同时进行时，这种食管损伤会更加严重。

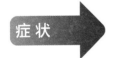

50%～70%患者在数分钟之内出现恶心、呕吐、胸痛、发热、疲倦等症状，称之为前驱综合征。

食管炎典型的症状为吞咽疼痛或胸骨后疼痛。常见于放疗后1周或数周内出现，一般症状较轻。

严重者可出现胸部剧痛、发热、呛咳、呼吸困难、呕吐、呕血等，应警惕食管穿孔或食管气管瘘的发生。

①制酸剂、H2受体拮抗剂、表面麻醉剂、食管动力药等，可用来缓解急性放射性食管炎的症状。

②根据病情轻重，给予镇静、止吐、止血、抗感染等治疗。

③饮食选择以高热量、高蛋白、高维生素和易消化饮食为宜。

放疗期间的饮食调养

由于放疗过程中会出现各种不良反应，导致味觉不敏感、食欲下降，进而影响进食量，导致营养缺乏、抵抗力下降，不利于正常组织修复。

注意进食速度

进食不宜过饱、过急，宜缓慢进食，使食物得到充分咀嚼，以利于消化吸收，防止快速进食而引起腹痛、腹胀，同时还要保证机体得到充足的水分。

多喝绿茶，帮助调养身体

乳腺癌患者在放疗期间，应该养成喝绿茶的好习惯，保持每天喝4杯茶水，有助于防癌抗癌。

有放射性反应，饮食更要注意

出现口干、咽痛、食管炎等放射性反应，主要是由于损伤了唾液腺及粘膜。
①可食用清凉、无刺激性的饮食，避免坚硬、粗糙的食物。
②饭菜的温度不要太热，肉要剁碎，蔬菜或水果如果无法咽下可以榨成汁饮用。
③此类症状严重者，可在饭前含服或吞咽少量的利多卡因溶液，然后再进食，疼痛会明显减轻。

部分患者会出现消化系统不良反应，如恶心、呕吐症状。
①注意饮食清淡少油腻，少食多餐。
②菜中可放少量姜汁来调味，避免不新鲜的或气味怪异的蛋白质食品。

其他放疗的不良反应还有脱发、失眠、气急、胸闷、咳嗽等。
①应多食用滋阴生津、清热降火的食品。
②主食以半流质或烂软食物为好。
③少吃烟熏、炸、烤食物，少吃腌渍食品，不吸烟，不饮酒。

放疗期间应摄入的蔬果及豆制品

蔬菜

深绿、黄色、红色蔬菜所含的胡萝卜素、番茄红素等都是很强的抗氧化剂，有助于防止癌症复发；十字花科蔬菜所含的吲哚类成分是重要的抗癌物质。

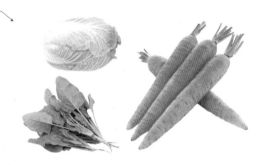

菌菇类

菌菇类可以增强人体免疫功能，且有助于防止癌症复发。

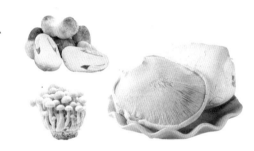

豆制品

豆制品中所含的植物性雌激素具有抗癌作用，尤其有防乳腺癌复发的作用。

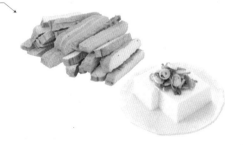

水果类

水果中含有大量多种维生素、微量元素，均能防止致癌物质在体内形成，有利于防止癌症复发。

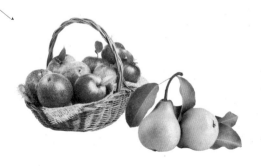

调养食谱推荐

▊ 豆苗煮芋头

原料 豆苗50克，小芋头150克，清
鸡汤300毫升，姜丝少许，盐2克，
鸡粉2克

制作

1 洗净去皮的小芋头对半切开，备
   用。
2 砂锅中注入适量清水烧热，倒入
   鸡汤、芋头、姜丝，搅拌均匀。
3 盖上锅盖，用大火烧开后转小火
   煮30分钟至芋头熟软。
4 揭开锅盖，加入少许盐、鸡粉，
   搅拌均匀，放入择洗好的豆苗。
5 搅拌一会儿，至食材入味，关火
   后将煮好的菜肴装入碗中即可。

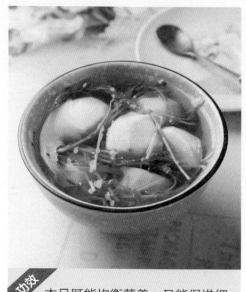

功效 本品既能均衡营养，又能促进细
胞修复，适合乳腺癌患者食用。

▊ 金针白玉汤

原料 豆腐150克，大白菜120克，水
发黄花菜100克，金针菇80克，盐3
克，葱花、食用油、料酒各适量

制作

1 金针菇洗净，切去老根；大白菜
   洗净，切细丝；豆腐切小方块；
   黄花菜洗净，去蒂。
2 用油起锅，倒入大白菜丝、金针
   菇，炒至变软，淋入料酒，炒至
   大白菜丝析出汁水，注水，盖上
   盖，大火煮至沸腾。
3 取盖，倒入焯煮过的食材搅匀。
4 加盐煮至入味，盛入碗中，撒上
   葱花即可。

功效 本品有补中益气、清热润燥、生
津止渴的功效。

木瓜银耳汤

原料 木瓜200克，枸杞30克，水发莲子65克，水发银耳95克，冰糖40克

制作

1 洗净的木瓜去皮、去籽切块，待用。
2 砂锅注水烧开，倒入木瓜块、银耳、莲子，搅匀。
3 加盖，用大火煮开后转小火续煮30分钟至食材变软。
4 揭盖，倒入枸杞、冰糖，搅拌均匀，加盖，续煮10分钟至入味，盛出即可。

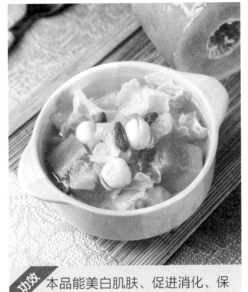

功效 本品能美白肌肤、促进消化、保护肠胃、防治便秘，适合乳腺癌患者食用。

芦笋马蹄藕粉汤

原料 马蹄肉50克，芦笋40克，藕粉30克

制作

1 将洗净去皮的芦笋切丁；洗好的马蹄肉切开，改切成小块。
2 把藕粉装入碗中，倒入适量温开水，调匀，制成藕粉糊，待用。
3 砂锅中注入适量清水烧热，倒入切好的马蹄肉块、芦笋丁，用大火煮约3分钟，至汤汁沸腾。
4 再倒入调好的藕粉糊，拌匀，至其溶入汤汁中，关火后盛出煮好的食材，装碗即可。

功效 本品能补充维生素和矿物质，帮助提高乳腺癌患者的免疫力，适合常食。

什锦蔬菜汤

原料 西红柿200克，去皮胡萝卜150克，青椒50克，土豆150克，玉米笋80克，瘦肉200克，姜片、盐各适量

制作

1. 瘦肉、西红柿、胡萝卜、土豆均洗净，切块；青椒去籽切块；玉米笋切段。
2. 锅中注水烧开，倒入瘦肉块，汆煮片刻，捞出待用。
3. 砂锅注水，倒入瘦肉块、土豆块、胡萝卜块、玉米笋段、姜片，大火煮开转小火煮2小时至熟，加入西红柿块、青椒块，续煮10分钟至熟，加入盐调味。

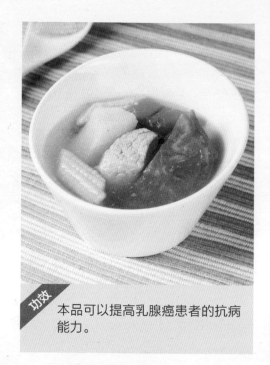

功效 本品可以提高乳腺癌患者的抗病能力。

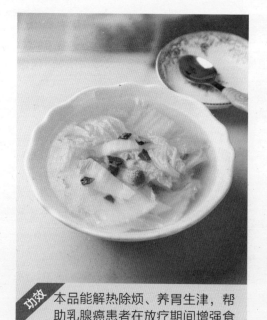

功效 本品能解热除烦、养胃生津，帮助乳腺癌患者在放疗期间增强食欲，改善体质。

泽泻白菜汤

原料 白菜160克，泽泻12克，姜片、葱段各少许，盐、鸡粉各2克，料酒、鸡油各少许

制作

1. 洗好的白菜切成段，备用。
2. 砂锅中注入适量清水烧热，倒入泽泻、姜片、葱段，淋少许鸡油，拌匀。
3. 放入白菜段，倒入少许料酒，盖上盖，烧开后用小火煮约15分钟。
4. 揭开盖，加入少许盐、鸡粉，拌匀，煮至入味即可。

黄豆香菜汤

原料 水发黄豆220克，香菜30克，盐少许

制作

1 材料洗净；香菜切长段。
2 砂锅中注水烧热，倒入黄豆，盖上盖，大火烧开后转小火煮30分钟。
3 揭盖，按压几下，再撒上香菜段，搅散。
4 盖盖，小火续煮10分钟，揭盖，搅拌几下，盛出黄豆汤。
5 将汤汁滤在碗中，饮用时加盐，搅拌均匀即可。

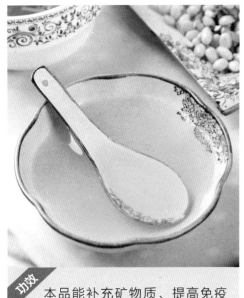

功效 本品能补充矿物质、提高免疫力，帮助乳腺癌患者恢复体力。

功效 本品能补阴虚、滋肾水、止血、解毒，对放疗期间乳腺癌患者的身体补虚有益。

桂圆乌龟猪骨汤

原料 乌龟块300克，猪骨段120克，桂圆肉30克，姜片少许，盐、鸡粉各2克，料酒6毫升

制作

1 锅中注入适量清水烧开，放入乌龟块、猪骨段，汆去血水，去除浮沫，捞出，沥干水分，待用。
3 砂锅中注入适量清水烧开，放入汆过水的食材，倒入桂圆肉，撒上姜片，淋入料酒。
5 盖上盖，烧开后用小火煮约90分钟；揭盖，加入盐、鸡粉，拌匀，续煮至食材入味即可。

白芍山药鸡汤

原料 白芍12克，水发莲子50克，枸杞10克，山药100克，鸡肉块400克，料酒8毫升，盐2克，鸡粉2克

制作

1 洗净去皮的山药切丁。
2 锅中水烧开，倒入洗净的鸡肉块，氽去血水，捞出沥干，待用。
3 砂锅中注入适量清水烧开，倒入洗好的白芍、莲子、枸杞，放入山药丁、鸡肉块，淋料酒，搅匀，小火煮40分钟，至鸡肉块熟透，放入少许盐、鸡粉，搅拌片刻，至食材入味即可。

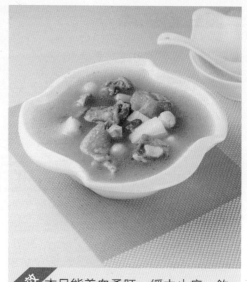

功效 本品能养血柔肝、缓中止痛、敛阴收汗，对乳腺癌患者的身体补虚有益。

功效 本品能促进消化、缓解疲劳、增强免疫力，适合乳腺癌患者食用。

荔枝红枣糙米粥

原料 水发糙米160克，荔枝185克，红枣40克

制作

1 洗净的荔枝去皮，取果肉，备用。
2 砂锅中注入适量清水烧热，倒入洗净的糙米拌匀，放入备好的荔枝肉，倒入洗好的红枣。
3 盖上盖，烧开后用小火煮约45分钟至食材熟透。
4 关火后揭盖，搅拌几下，盛出煮好的荔枝红枣糙米粥，装碗即可。

菊花核桃粥

原料 水发大米95克，胡萝卜75克，核桃仁20克，菊花10克，葱花少许

制作

1 洗净去皮的胡萝卜切丁，备用。
2 砂锅中注入适量清水烧开，倒入备好的胡萝卜丁、大米、核桃仁，拌匀。
3 盖上盖，烧开后用小火煮约30分钟至食材熟透。
4 揭开盖，倒入洗净的菊花，拌匀，煮出香味。
5 撒上葱花，拌匀，关火后盛出煮好的粥即可。

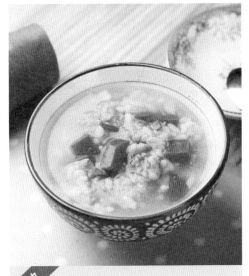

功效 本品能温肺定喘、美容养颜、促进血液循环，适合乳腺癌患者食用。

桑葚粥

原料 桑葚干6克，水发大米150克

制作

1 砂锅中注入适量清水烧开，放入洗净的桑葚干，盖上盖，用大火煮15分钟，至其析出营养成分。
2 揭开盖，捞出桑葚干，倒入洗净的大米，搅散。
3 盖上盖，烧开后用小火续煮30分钟，至食材熟透。
4 揭开盖，把煮好的桑葚粥盛出，装入碗中即可。

功效 本品能有效扩充人体的血容量，具有补而不腻的特点，适合乳腺癌患者食用。

猪肺薏米粥

原料 水发大米185克，水发薏米120克，猪肺80克，料酒4毫升

制作

1　将洗净的猪肺切小块。

2　锅中注入适量清水烧热，倒入猪肺块，氽去血水，捞出，放入清水中洗净，捞出后沥干水分装盘中，待用。

3　砂锅中注入适量清水烧热，倒入氽过水的猪肺块，放入洗好的大米，倒入备好的薏米，搅拌匀。

4　烧开后用小火煮约45分钟，关火后盛出，装入碗中，待稍微冷却后即可食用。

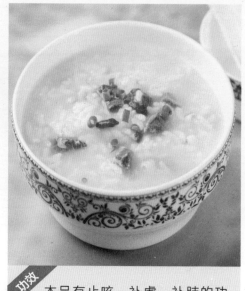

功效　本品有止咳、补虚、补肺的功效。

丝瓜猪骨粥

原料 猪骨段200克，丝瓜100克，虾仁15克，大米200克，水发香菇5克，姜片少许，料酒8毫升，盐2克，胡椒粉2克

制作

1　洗净去皮的丝瓜切成滚刀块；洗好的香菇切丁。

2　锅中注水烧开，倒入洗净的猪骨段，淋料酒氽水，捞出。

3　砂锅中注水烧热，倒入猪骨段、姜片、大米、香菇丁搅匀，烧开后转中火煮45分钟，倒入虾仁，搅拌均匀，续煮15分钟，倒入丝瓜块煮软，加盐、胡椒粉拌匀。

功效　本品能消热化痰、凉血解毒，对放疗期间乳腺癌患者的身体调理有益。

蒜蓉马齿苋

原料 马齿苋150克，蒜蓉少许，鸡粉、盐各2克，食用油适量

制作

1 将洗净的马齿苋切成段，把切好的马齿苋段放在盘中，待用。
2 用油起锅，放入备好的蒜蓉，用大火爆香，倒入备好的马齿苋段，翻炒片刻，至其变软。
3 转小火，加入鸡粉、盐。
4 快速翻炒匀，至食材入味，关火后盛出炒好的马齿苋段，放在盘中即可。

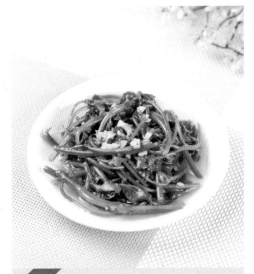

功效 本品能解毒消肿、消炎、生津止渴，对消除乳腺癌患者上肢水肿的症状有益。

双丝卷心菜卷

原料 卷心菜叶100克，鸡蛋2个，胡萝卜200克，盐3克，白糖2克，生抽、芝麻油、食用油各适量

制作

1 鸡蛋调匀；洗净的胡萝卜切丝；洗净的卷心菜叶修齐整。
2 锅中注水烧开，倒入胡萝卜、卷心菜叶丝焯水，装碗备用。
5 热锅注油烧热，倒入蛋液摊匀煎成蛋皮，盛出，放凉后切成丝。
6 取卷心菜叶，放上适量胡萝卜丝、蛋皮丝，卷好，制成数个卷心菜卷，取味碟，放入盐、生抽、芝麻油，制成味汁以佐食卷心菜卷。

功效 本品具有滋阴润燥、补脑安神的功效。

蒸芹菜叶

原料 芹菜叶45克，面粉10克，姜末、蒜末各少许，鸡粉少许，白糖2克，生抽4毫升，陈醋8毫升，芝麻油适量

制作

1. 取一个小碗，倒入蒜末、姜末、生抽、鸡粉、芝麻油、陈醋、白糖，搅拌至糖分溶化。
2. 另取一个味碟，倒入调好的材料，即可味汁。
3. 将洗净的芹菜叶装入蒸盘中，撒上面粉拌匀，入蒸锅蒸5分钟取出，芹菜切成小段，食用时佐以味汁即可。

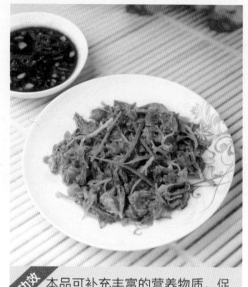

功效 本品可补充丰富的营养物质，促进细胞新陈代谢，有助于乳腺癌患者补虚。

功效 本品能增强免疫力、降血脂、降血压、健脾胃、益智安神，对乳腺癌患者有益。

金钩白菜

原料 白菜叶270克，水发香菇35克，海米少许，高汤300毫升，盐1克，料酒4毫升，蚝油15克，水淀粉、食用油各适量

制作

1. 锅中注水烧开，加少许盐、食用油，放入白菜叶，拌匀，用大火煮至变软，捞出，沥干，摆盘，备用。
2. 锅置火上，倒入高汤，放入香菇、海米，用大火煮沸，加入少许料酒、盐、蚝油，拌匀调味，用水淀粉勾芡，关火后盛出，置于白菜上即可。

▌蒜蓉空心菜

原料 空心菜300克，蒜蓉少许，盐、鸡粉各2克，食用油少许

制作

1 洗净的空心菜切成小段。
2 用油起锅，放入蒜蓉，爆香。
3 倒入空心菜段，大火翻炒一会儿，至其变软，转中火，加入少许盐、鸡粉，快速翻炒片刻，至食材入味。
4 关火后盛出食材，装入盘中即可。

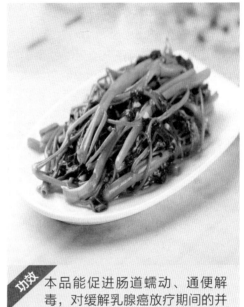

功效 本品能促进肠道蠕动、通便解毒，对缓解乳腺癌放疗期间的并发症有益。

功效 本品能补血，还能抑制癌细胞的生长，对乳腺癌患者有益，可常食。

▌菠菜炒香菇

原料 菠菜150克，鲜香菇45克，姜末、蒜末、葱花各少许，盐、鸡粉各2克，料酒4毫升，橄榄油适量

制作

1 洗好的香菇去蒂，切粗丝；洗净的菠菜去根部，切长段。
2 锅置火上，淋入适量橄榄油，烧热，倒入蒜末、姜末、葱花，爆香。
3 放入香菇丝，炒匀炒香，淋入少许料酒，炒匀，倒入菠菜段，用大火炒至变软。
4 加入适量盐、鸡粉，炒匀调味，关火后盛出炒好的菜肴即可。

油焖茭白茶树菇

原料 茭白、茶树菇各100克，芹菜80克，蒜末、姜片、葱段各少许，盐3克，料酒10毫升，蚝油8克，食用油适量

制作

1 洗好的芹菜切段；洗净去皮的茭白切块；洗好的茶树菇切段。

2 用油起锅，放入姜片、蒜末，爆香，倒入茭白块和茶树菇段，炒匀，淋入料酒，炒匀提味。

3 加入适量蚝油、盐，炒匀调味，注入适量清水，煮1分钟，放入芹菜段、葱段，翻炒均匀，关火后盛出，装入盘中即可。

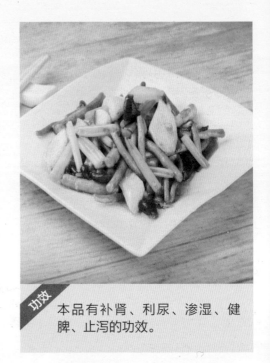

功效 本品有补肾、利尿、渗湿、健脾、止泻的功效。

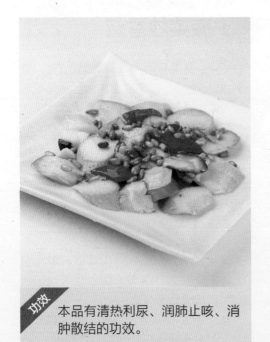

功效 本品有清热利尿、润肺止咳、消肿散结的功效。

香菇松仁炒西葫芦

原料 西葫芦150克，香菇80克，彩椒50克，松仁20克，盐3克，鸡粉2克，水淀粉、食用油各适量

制作

1 将洗净的西葫芦用斜刀切成片；洗好的香菇切片；洗净的彩椒切小块。

2 锅中注入少许食用油，烧至三四成热，倒入松仁，关火，用余温炸约半分钟，捞出沥油，待用。

3 锅底留油，烧热，放入西葫芦片、香菇片、彩椒块，翻炒匀。

4 加入少许盐调味，关火后盛出装盘，撒上炸好的松仁即可。

西芹百合炒腰豆

原料 西芹120克，水发红腰豆150克，鲜百合45克，彩椒丁10克，盐3克，鸡粉少许，白糖4克，水淀粉、食用油各适量

制作

1   洗净的西芹切块。
2   热锅注水烧开，放入洗净的红腰豆，加少许白糖、盐、食用油，倒入西芹块、彩椒块、鲜百合，煮至断生，捞出沥干。
3   用油起锅，倒入焯过水的食材，炒香，转小火，加少许盐、白糖、鸡粉，倒入水淀粉，中火快速炒至食材熟软出锅即可。

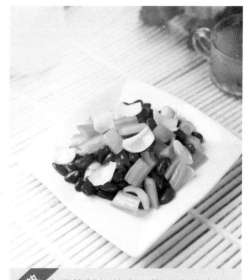

功效 本品能益气补血、增强免疫力、延缓衰老，让接受放疗的乳腺癌患者身体更强壮。

炒牛蒡胡萝卜丝

原料 胡萝卜150克，芹菜15克，牛蒡65克，盐、鸡粉各少许，食用油适量

制作

1   将去皮洗净的牛蒡切丝；洗好的芹菜切粗丝；去皮洗净的胡萝卜切细丝。
2   用油起锅，倒入牛蒡丝，炒匀炒香，放入胡萝卜丝、芹菜丝，炒匀，至食材断生。
3   加入少许盐、鸡粉，炒匀调味，关火后盛出，装在盘中即可。

功效 本品能杀菌抑菌，有防癌抗癌的效果，对缓解乳腺癌患者放疗期间的不良反应有益。

荔枝西红柿炒丝瓜

原料 荔枝肉110克，西红柿60克，丝瓜130克，盐、鸡粉各2克，白糖少许，水淀粉、橄榄油各适量

制作

1. 将洗净的西红柿切小块；去皮洗好的丝瓜切滚刀块。
2. 锅置火上，淋适量橄榄油，大火烧热，倒入丝瓜块炒软，放入西红柿块炒香。
3. 转小火，加入少许盐、白糖、鸡粉，倒入适量水淀粉，用大火炒至食材入味。
4. 再放入洗净的荔枝肉，炒匀炒香，关火后盛出，装盘即可。

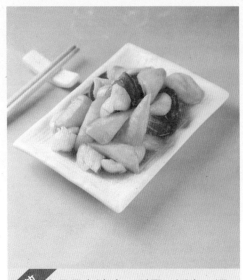

功效 本品具有清凉、利尿、活血、通经、解毒、美容的功效，适合放疗期间的乳腺癌患者食用。

萝卜缨拌豆腐

原料 萝卜缨100克，豆腐200克，水发花生米100克，蒜末少许，盐3克，鸡粉2克，生抽3毫升，陈醋5毫升，芝麻油2毫升，食用油适量

制作

1. 洗净的豆腐切块；洗好的萝卜缨切碎。
2. 锅中注水烧开，倒入萝卜缨碎、豆腐块煮半分钟，捞出沥干。
3. 另起锅注水，倒入花生米，烧开后小火煮10分钟，捞出。
4. 碗中放入萝卜缨碎、豆腐块、花生米、蒜末，加鸡粉、盐、生抽、陈醋、芝麻油，拌匀调味。

功效 本品能清肺利咽、散瘀消肿、预防骨质疏松，能帮助乳腺癌患者缓解放疗期间的不良反应。

手撕茄子

原料 茄子段120克，蒜末少许，盐2克，白糖少许，生抽3毫升，陈醋8毫升，芝麻油适量

制作

1. 蒸锅上火烧开，放入洗净的茄子段，盖上盖，中火蒸约30分钟，至食材熟透。
2. 揭盖，取出蒸好的茄子段，放凉后撕成细条状，装在碗中。
3. 再加入少许盐、白糖，淋上适量生抽。
4. 注入少许陈醋、芝麻油，撒上备好的蒜末，快速搅拌至食材入味即可。

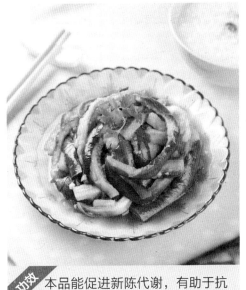

功效 本品能促进新陈代谢，有助于抗病毒、抵御病原体入侵，适合乳腺癌患者食用。

功效 本品能改善贫血、健脾胃、滋阴润燥，对放疗期间并发症严重的乳腺癌患者有益。

彩椒炒杏鲍菇

原料 杏鲍菇130克，彩椒50克，蒜末、葱段各少许，盐3克，料酒8毫升，鸡粉2克，蚝油10克，水淀粉4毫升，食用油适量

制作

1. 洗好的彩椒切条；洗净的杏鲍菇切条。
2. 锅中注水烧开，加少许盐、料酒，倒入杏鲍菇条，淋食用油，煮半分钟后放入彩椒条，略煮，捞出全部食材，沥干待用。
3. 用油起锅，爆香蒜末、葱段，倒入焯过水的食材炒匀，加盐、鸡粉、蚝油调味，淋水淀粉炒匀。

彩椒韭菜花炒肉丝

原料 韭菜花100克，猪里脊肉140克，彩椒35克，蒜末少许，盐2克，生抽3毫升，料酒5毫升

制作

1. 将洗净的韭菜花切长段；洗好的彩椒切粗丝；洗净的里脊肉切薄片，再切细丝。
2. 把肉丝放入碗中，加入盐、料酒，腌渍入味，待用。
3. 用油起锅，放入蒜末炒香，倒入腌好的肉丝，淋入料酒，炒匀。
4. 倒入韭菜花段，放入彩椒丝，用大火翻炒至食材熟软，加入盐、生抽翻炒均匀。

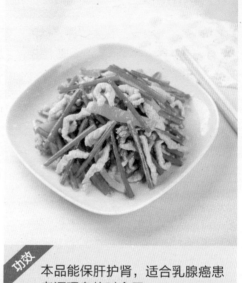

功效 本品能保肝护肾，适合乳腺癌患者调理身体时食用。

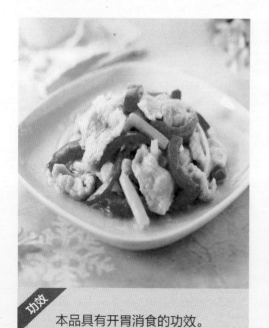

功效 本品具有开胃消食的功效。

彩椒芹菜炒肉片

原料 猪瘦肉270克，芹菜段120克，彩椒丝80克，葱段少许，盐3克，水淀粉、料酒、食用油各适量

制作

1. 洗净的猪瘦肉切成片。
2. 把猪肉片装入碗中，加少许盐、水淀粉、食用油，拌匀腌渍。
3. 热锅注油，烧至四五成热，倒入肉片，滑油约半分钟至其变色。
4. 捞出滑油后的肉片，装盘待用。
5. 锅底留油烧热，倒入葱段爆香，放入彩椒丝、肉片、芹菜段。
6. 加入盐、料酒，用大火快速炒匀，翻炒至食材熟软即可。

芦笋炒猪肝

原料 猪肝350克，芦笋120克，红椒20克，姜丝少许，盐2克，生抽、料酒、水淀粉、食用油各适量

制作

1 洗净的芦笋切长段；洗好的红椒切成块；处理干净的猪肝切片，装碗，加盐、料酒、水淀粉、食用油拌匀，腌渍10分钟。
2 猪肝入油锅略炸捞出。
3 锅底留油烧热，倒入姜丝，爆香，放入芦笋段、红椒块炒匀，倒入猪肝片炒香。
4 加入盐、生抽、水淀粉炒匀，盛出即可。

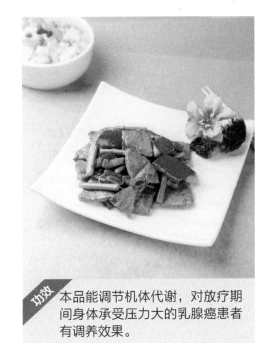

功效 本品能调节机体代谢，对放疗期间身体承受压力大的乳腺癌患者有调养效果。

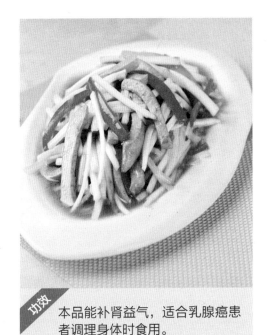

功效 本品能补肾益气，适合乳腺癌患者调理身体时食用。

韭黄炒腰花

原料 猪腰150克，韭黄150克，红椒丝20克，蒜末少许，生抽、料酒各少许，盐3克，生粉适量，食用油适量

制作

1 洗好的韭黄切成长段。
2 洗好的猪腰切去筋膜，切条。
3 锅中注入适量清水烧开，倒入猪腰条，汆水，捞出，沥干待用。
4 用油起锅，倒入蒜末，爆香，倒入猪腰条，炒匀，淋入料酒、生抽，倒入韭黄段、红椒丝，加入盐，炒匀调味即可。

香芋蒸排骨

原料 排骨段300克，芋头270克，高汤250毫升，葱花少许，盐、鸡粉各2克，料酒8毫升

制作

1 洗净去皮的芋头切块。

2 锅中注入适量清水烧开，倒入排骨段，氽去血水，捞出，沥干水分，待用。

5 取一个蒸碗，分次放入芋头块、排骨段。

6 再倒入高汤，轻轻搅动，加盐、鸡粉，拌匀，蒸锅上火烧开，放入蒸碗，盖上锅盖，用中火蒸约30分钟至食材熟软，撒上葱花。

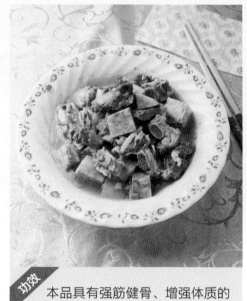

功效 本品具有强筋健骨、增强体质的功效。

鸡蛋炒豆渣

原料 豆渣120克，彩椒35克，鸡蛋3个，盐、鸡粉各2克，食用油适量

制作

1 将洗净的彩椒切丁；鸡蛋加盐、鸡粉，调成蛋液，待用。

2 锅烧热，倒少许食用油，放入豆渣，小火快炒至水分炒干，盛出，放凉待用。

3 用油起锅，倒入彩椒丁炒香，加入少许盐调味，盛出，待用。

4 另起锅，淋入少许食用油烧热，倒入蛋液，炒匀，放入炒好的彩椒丁、豆渣，翻炒均匀，盛出装盘即可。

功效 本品能促进大脑发育，增强免疫力，对乳腺癌患者的身体有补虚作用，适合常食。

西葫芦炒鸡蛋

原料 鸡蛋2个，西葫芦120克，葱花少许，盐2克，鸡粉2克，水淀粉3毫升，食用油适量

制作

1 将洗净的西葫芦切片；鸡蛋打入碗中，加入少许盐、鸡粉，打散、调匀。

2 锅中注水烧开，倒入西葫芦片煮1分钟，捞出沥干水分。

3 另起锅，注油烧热，倒入蛋液，快速拌炒至鸡蛋熟，倒入焯煮好的西葫芦片，翻炒均匀。

4 加入盐炒匀调味，放入葱花，拌炒均匀，装入盘中即可。

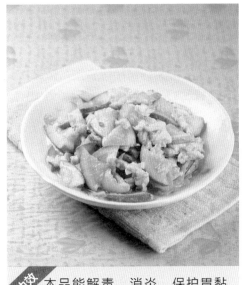

功效 本品能解毒、消炎、保护胃黏膜，对放疗期间并发症严重的乳腺癌患者有益。

鸭蛋炒洋葱

原料 鸭蛋2个，洋葱80克，盐3克，鸡粉2克，水淀粉4毫升，食用油适量

制作

1 去皮洗净的洋葱切丝，备用。

2 鸭蛋打入碗中，放入少许鸡粉、盐，倒入水淀粉，用筷子打散、调匀。

3 锅中倒入适量食用油烧热，放入切好的洋葱丝，翻炒至洋葱丝变软。

4 加盐调味，倒入调好的蛋液，快速翻炒至熟，关火后将炒熟的鸭蛋盛出，装入盘中即可。

功效 本品能扩张血管，降低血液黏稠度，缓解乳腺癌患者放疗期间的身体不适。

肉苁蓉蒸鲈鱼

原料 净鲈鱼350克，肉苁蓉15克，枸杞8克，姜片、葱段各少许，料酒4毫升，盐2克

制作

1. 将处理干净的鲈鱼背部切开，装盘，填入部分姜片、葱段，加入盐、料酒，抹匀，腌渍，备用。
2. 去除姜片、葱段，将鲈鱼放入蒸盘，放上余下的姜片、葱段，再放上肉苁蓉、枸杞。
3. 蒸锅上火烧开，放入处理好的鲈鱼，盖上盖，用中火蒸约20分钟至熟，取出，拣出姜片、葱段。

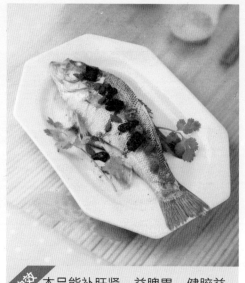

功效 本品能补肝肾、益脾胃、健脑益智，适合放疗期间的乳腺癌患者食用。

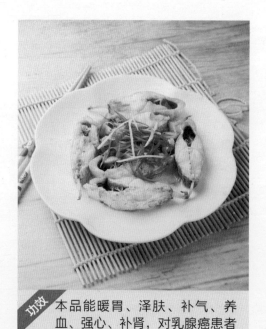

功效 本品能暖胃、泽肤、补气、养血、强心、补肾，对乳腺癌患者有益。

家常蒸刀鱼

原料 刀鱼肉350克，姜片、葱段、姜丝、葱丝、彩椒丝各少许，盐2克，料酒7毫升

制作

1. 洗好的刀鱼肉切块，装入碗中。
2. 放入葱段、姜片，加适量盐、料酒，拌匀，腌渍约10分钟，至其入味，备用。
3. 取一个蒸盘，放入腌好的刀鱼，摆放整齐，待用。
4. 蒸锅上火烧开，放入蒸盘，盖上盖，用中火蒸约15分钟，揭盖，取出蒸盘，拣出姜片、葱段，点缀上姜丝、葱丝和彩椒丝即可。

柠檬姜茶

原料 柠檬70克，生姜30克，红糖适量

制作

1. 洗净去皮的生姜切成片；洗净的柠檬切成片。
2. 取一个大碗，放入姜片和柠檬片，撒上适量的红糖，拌匀，至其溶化，静置约10分钟。
3. 汤锅置火上，倒入腌好的材料，注入适量清水，盖上盖子，用中火煮约3分钟，至材料析出营养成分。
4. 关火后揭盖，盛出煮好的姜茶，装入杯中即可。

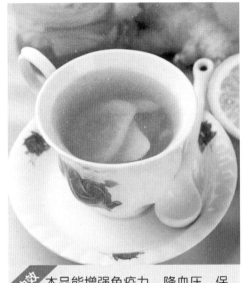

功效 本品能增强免疫力、降血压、保护血管，对乳腺癌患者的身体补益效果好。

苹果橘子汁

原料 苹果100克，橘子肉65克

制作

1. 橘子肉切小块；洗净的苹果切开，取果肉，切小块，备用。
2. 取榨汁机，选择搅拌刀座组合，倒入苹果块、橘子肉块。
3. 注入适量矿泉水，盖上盖，选择"榨汁"功能，榨取果汁。
4. 断电后揭开盖，倒出果汁，装入杯中，即可饮用。

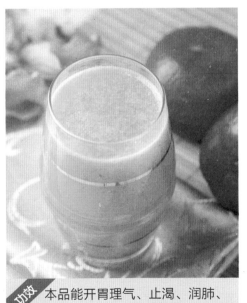

功效 本品能开胃理气、止渴、润肺、缓解疲劳，适合乳腺癌患者补虚之用。

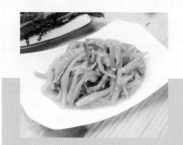

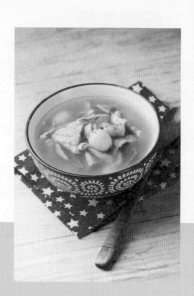

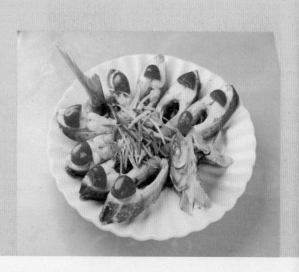

第四章

乳腺癌患者化疗期间的自我调理

化学药物治疗，简称化疗，是一种必要的全身性辅助治疗，对乳腺癌的治疗极其重要。乳腺癌的化疗可分为三类：术前的新辅助化疗、术后的辅助化疗和复发转移进行的解救化疗。不管是哪一种，能引起的不良反应大多类似，应采取的防治手段和饮食调养也较类似。

癌症治疗为什么要进行化疗

癌症化疗的作用

● 治愈癌症

化疗时药物到达人体大多数组织，有针对性地杀死肿瘤细胞，但同时也会影响正常细胞。在每一次的化疗过后，需要暂停一段时间，让人体的正常细胞修复和愈合。而因为肿瘤细胞的恢复速度远远不及正常细胞，在下一次化疗时，正常细胞已经恢复，肿瘤细胞却未恢复，这样就能杀灭更多的肿瘤细胞，直至所有肿瘤细胞全部死亡，癌症就治愈了。

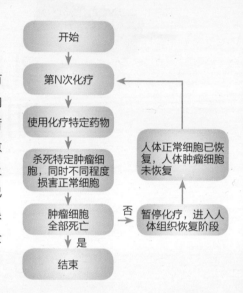

● 抑制癌症

癌症治疗使用化疗手段，能够保持癌细胞不继续向远处的其他身体器官扩散，并且减缓癌细胞的生长以及有效杀伤已经播散到身体其他器官的癌细胞。

● 缓解癌症引发的症状

患癌的过程中，无论是原癌还是转移癌，都会给人体带来相当大的折磨。化疗从某种程度上可以减轻癌症带来的疼痛感，令患者生活更加舒适。

化疗是癌症治疗中不可忽视的辅助手段

一般的手术切除肿瘤并不一定能够将肿瘤完全切除干净，因此需要化疗作为辅助手段参与。有的患者在术后，虽然从表面上来看是痊愈了，在身体检测的时候也没有发现癌细胞的存活，但可能是因为癌细胞已经转移，或者未被检测到，所以需要化疗来防止癌症的复发。

是否所有癌症都需要化疗

对于不同的癌症，它们有着不同的生长部位、不同的病理，因此采取化疗的应用价值也不尽相同。对于乳腺癌、淋巴瘤、白血病等癌症，化疗具备较高的应用价值；对于肺癌、肠癌等，相对的应用价值则没那么高。

化疗期间并发症的原因、症状及改善方法

化疗引起消化道反应

现有的化疗药物绝大多数无特异的选择性，对胃肠刺激很大。因此处于化疗期间的乳腺癌患者很容易引起恶心、呕吐、食欲不振等消化道不良反应。

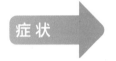

出现恶心、呕吐、食欲不振、腹泻、腹痛等急性胃炎症状；严重时还会引起出血性腹泻，导致脱水、神经衰弱等。

①适当的饮食调理很重要，有助于促进食物的消化吸收，减轻对胃肠道的不良刺激。

②化疗时的恶心、呕吐大多数情况下是不能避免的，患者应用正确的心态去面对。

化疗引起骨髓抑制反应

骨髓抑制是化疗后的常见毒性反应，大多数的化疗药物均会引起不同程度的骨髓抑制，促使血细胞数量减少，而血细胞的减少会对人体产生不良反应，影响机体的正常功能。

白细胞下降时，出现畏寒、高热、乏力等症，严重时会出现肺部感染、败血症、脓毒血症等；血小板下降时，会出现全身皮肤瘀点、紫癜。

①乳腺癌患者在化疗后如果出现发热、特别乏力的现象，应立刻查血象并找医生及时处理，以免出现感染等严重并发病。

②如果发生感染，应明确感染性质及部位，及早应用抗菌药物治疗。

化疗引起口腔黏膜炎症

乳腺癌患者在化疗期间会服用许多抗癌药，如烷化类、抗代谢类、生物碱类等药物，都有可能引发一定程度的口腔黏膜炎症，进而影响患者的治疗。

患者会时常感觉口腔疼痛、胀痛，严重时还可能引起黏膜剥脱性肠炎，危及生命，还会因此胃口不适，导致不思饮食，也会影响化疗，耽误乳腺癌的治疗。

改善方法

①可在医生指导下采用口腔科使用的加压冲洗器冲洗口腔。

②若感到疼痛剧烈，可用2%利多卡因混悬液清洗。

③当炎症已经形成时，可在溃疡面上涂布锡类散或金霉素甘油以缓解不适。

化疗引起化学药物性心肌病

乳腺癌患者在进行化疗时，尤其是那些年岁大、体弱多病的乳腺癌患者，当阿霉素使用的总剂量大于500毫克/平方米时，极易引发化学性药物心肌病。

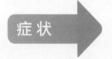

随着化疗次数增多，会相继出现心悸、胸闷、呼吸困难、面部水肿等现象；严重时还会有各种心律失常、心力衰竭、肝肿大等症，甚至不能平卧。

改善方法

①遵从医生指导，绝对卧床休息，并且禁止体力活动，以防止症状加深而导致心力衰竭。

②一旦出现心律失常现象，应立即暂停化疗，待心脏功能恢复正常后，才可以继续进行。

化疗引起化学药物性肝病

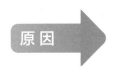

乳腺癌患者在化疗期间服用的环磷酰胺、甲氨蝶呤等化学药物进入人体后，会通过肝脏各种酶的作用转变为水溶性强的物质，再由肾脏排出，而多种药物带有肝毒性，因此容易损害肝脏，引发化学药物性肝病。

出现疲乏无力、厌食、恶心、轻度黄疸、肝触痛等症状；严重时带有出血倾向，会出现腹水、肝性脑病等症状；更严重者可导致死亡。

①感觉没有胃口，可适当注射葡萄糖液以缓解。

②肝损害非常严重时，应考虑暂停化疗，以免发生脑水肿或肝坏死。

③可加强支持疗法，适当输注新鲜血浆、凝血酶原复合物，有助于预防多种并发症。

化疗引起脱发

乳腺癌患者在化疗过程中长期接触化学药物，对增殖旺盛的毛囊肝细胞会产生一定副作用，导致毛囊萎缩、头发脆弱易折断或脱落，因此很容易引起脱发。

主要是表现出不同程度的头发脱落、干枯、折损的现象，出现秃顶、斑秃等症状。

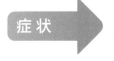

①梳头时选用木梳或牛角梳，能按摩头皮，促进血液循环。

②2~3天洗一次头，洗头时边揉边按摩，有助于促进头皮的血液循环。

③选择无刺激的天然洗发剂，且勤于更换牌子。

乳腺癌化疗期间的饮食调养

合理安排进食与化疗时间

化疗前

在化疗前4小时进食早餐，当化疗药物引起呕吐时，胃内容物已排空，可防止呕吐。

化疗中

少吃或不吃午餐，这样可以达到少吃少吐、不吃不吐的目的。

化疗后

化疗结束后晚餐可以晚些吃，等化疗药物的不良反应减弱到几乎没有恶心、呕吐感时再进食即可。

多吃含抗癌成分的食品

大蒜、洋葱等含有大蒜素，能够阻断亚硝胺的合成，同时含有维生素C、维生素A原等成分，可以起到抗癌作用。

豆腐、豆浆等豆类制品含有丰富的植物类雌激素，可以起到抗癌效果。

芦笋中含有组蛋白，实验证明组蛋白能够有效控制乳腺癌细胞的生长。

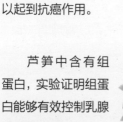

红枣中含有山楂酸等多种抗癌成分，对化疗引起的白细胞降低、血小板减少有治疗作用，因此乳腺癌患者化疗期间可以经常食用红枣。

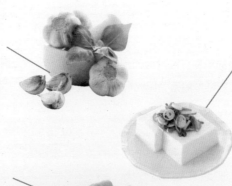

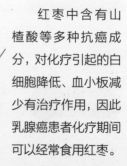

化疗期间饮食注意事项把握好

在化疗期间，要多食用高蛋白质食品，如鱼类、瘦肉、奶类、鸡、红枣等，它能防止化疗引起的白细胞、血小板和免疫力等下降。

食用高蛋白

增加饮水量

化疗后的病人应该增加饮水的次数与数量，从而能够通过尿液排出体内的毒素。不仅如此，水分还能帮助人体调节体温、吸收营养、排出废物等。

忌食油炸类食物，少吃腌渍食品，不吃酸渍、盐腌、霉变、烟熏，或过甜、过烫、过硬、过冷，或含色素、香精的食物，并远离烟酒。

忌食油炸类

补充维生素

适当进食富含维生素C和B族维生素的水果，如西瓜、猕猴桃、苹果、梨等，能够有效提高患者的免疫力。

化疗期间，患者会因食欲不佳的症状而造成营养不良，从而导致不能尽快康复。为了使患者增加胃口，应该让菜品做到色香味俱全。

增加食欲

避免重口味

在化疗期间，患者应该注意口味清淡，可以多摄取少油、少盐制成的蔬果菌菇，避免过辣过咸的重口味食品。

调养食谱推荐

▌腐竹玉米马蹄汤

原料 排骨段200克，玉米段70克，马蹄60克，胡萝卜50克，腐竹段20克，姜片少许，盐2克，鸡粉2克，料酒5毫升

制作

1 胡萝卜切滚刀块；马蹄切块。
2 锅中注水烧热，倒入排骨段，汆去血水，捞出，沥干。
3 砂锅中注水烧开，倒入排骨段，淋入料酒，放入胡萝卜块、马蹄块、玉米段、姜片，加盖烧开后用小火煮1小时。
4 揭盖，倒入腐竹段拌匀，续煮10分钟，加入盐、鸡粉即可。

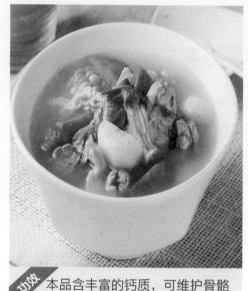

功效 本品含丰富的钙质，可维护骨骼健康；还有止渴消食、清热解毒的功效。

▌双菇蛤蜊汤

原料 蛤蜊150克，白玉菇段、香菇块各100克，姜片、葱花各少许，鸡粉、盐、胡椒粉各2克

制作

1 锅中注入适量清水烧开，倒入洗净切好的白玉菇段、香菇块。
2 倒入备好的蛤蜊、姜片，搅拌均匀，盖上盖，煮约2分钟。
3 揭开盖，放入鸡粉、盐、胡椒粉，拌匀调味。
4 盛出煮好的汤料，装入碗中，撒上葱花即可。

功效 本品能延缓细胞老化，还能帮助乳腺癌患者清热排毒。

黄花菜鸡蛋汤

原料 水发黄花菜100克，鸡蛋50克，葱花少许，盐3克，鸡粉2克，食用油适量

制作

1 黄花菜切去根部；鸡蛋打入空碗中，用筷子打散。
2 锅中注水烧开，加入盐、鸡粉、黄花菜、食用油，加盖用中火煮2分钟。
3 揭盖，倒入蛋液，边煮边搅拌；略煮一会儿，至液面浮出蛋花。
4 盛出煮好的鸡蛋汤，装入碗中，撒上葱花即可。

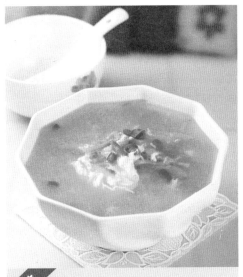

功效 本品中富含蛋白质、纤维素，可以帮助乳腺癌患者维持相对稳定的血压。

功效 本品含不饱和脂肪酸，利于人体吸收。

苹果鸡腿汤

原料 鸡腿80克，苹果65克，红枣10克，枸杞10克，盐1克

制作

1 沸水锅中倒入洗净的鸡腿，汆去血水，捞出。
2 洗净的苹果切块，待用。
3 砂锅中注入适量清水，放入汆好的鸡腿。
4 加入洗好的红枣和枸杞，加盖，用大火煮开转小火续煮20分钟至食材熟软。
5 揭盖，倒入苹果块，稍煮片刻至食材入味；加入盐，搅匀调味。

鸭肝豌豆苗汤

原料 鸭肝130克，豌豆苗90克，姜片少许，盐2克，鸡粉2克，胡椒粉2克，食用油适量

制作

1 姜片切成碎末；鸭肝切成小块，备用。

2 锅中注入适量清水烧开，加入食用油、盐、鸡粉、姜末、鸭肝块，用大火熬煮至鸭肝块变色。

3 加入少许胡椒粉，拌匀；待鸭肝块八九成熟时，倒入洗净的豌豆苗煮熟即可。

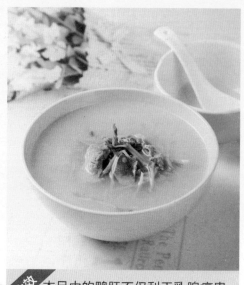

功效 本品中的鸭肝不仅利于乳腺癌患者补铁，还能有效提高免疫力。

瘦肉莲子汤

原料 猪瘦肉200克，莲子40克，胡萝卜50克，党参15克，盐2克，鸡粉2克，胡椒粉少许

制作

1 胡萝卜切块；猪瘦肉切片，备用。

2 砂锅注水，放入莲子、党参、胡萝卜块、猪瘦肉片拌匀，加盖小火煮30分钟。

3 揭盖，放入盐、鸡粉、胡椒粉，搅拌均匀，至食材入味即可。

功效 本品中的微量元素，可以帮助乳腺癌患者防癌抗癌。

莲子百合瘦肉粥

原料 水发大米100克，莲子15克，鲜百合20克，红枣6枚，瘦肉丁50克，盐3克，鸡粉2克

制作

1. 砂锅中注入适量清水，倒入大米、莲子，拌匀。
2. 盖上盖，大火煮开之后转小火煮30分钟至食材熟软。
3. 揭盖，放入红枣，拌匀；加盖，小火续煮15分钟至红枣熟软。
4. 揭盖，加入百合、瘦肉丁，拌匀，稍煮片刻至百合熟软。
5. 放入盐、鸡粉，搅拌1~2分钟，使其充分入味即可。

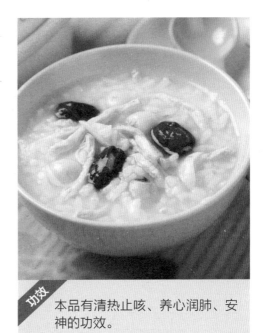

功效 本品有清热止咳、养心润肺、安神的功效。

玉米燕麦粥

原料 玉米粉100克，燕麦片80克

制作

1. 取一碗，倒入玉米粉，注入适量清水，搅拌均匀，制成玉米糊。
2. 砂锅注入适量清水烧开，倒入燕麦片，加盖，大火煮3分钟至熟。
3. 揭盖，加入玉米糊，拌匀，稍煮片刻至食材熟软即可。

功效 本品中的燕麦对乳腺癌患者具有降低血糖、缓解便秘的作用。

香蕉燕麦粥

原料 水发燕麦160克，香蕉120克，枸杞少许

制作

1 将香蕉剥去果皮，果肉切成丁，备用。
2 砂锅中注入适量清水烧热，倒入洗好的燕麦。
3 盖上盖，烧开后用小火煮30分钟至燕麦熟透。
4 揭盖，倒入香蕉，放入枸杞，搅拌匀，用中火煮5分钟。

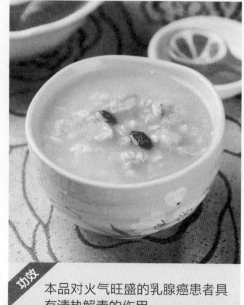

功效 本品对火气旺盛的乳腺癌患者具有清热解毒的作用。

蚕豆枸杞粥

原料 水发大米180克，鲜蚕豆60克枸杞少许

制作

1 砂锅中注入适量清水烧热，倒入洗净的大米。
2 放入备好的蚕豆，搅拌一会儿，使米粒散开。
3 盖上盖，大火烧开后改小火煮约20分钟，至米粒变软。
4 揭盖，撒上洗净的枸杞，搅拌均匀。
5 盖盖，用中小火续煮约10分钟，至食材熟透即可。

功效 本品可促进肠胃蠕动，有预防便秘的功效。

苦瓜胡萝卜粥

原料 水发大米140克，苦瓜45克，胡萝卜60克

制作

1 胡萝卜切丁；苦瓜切丁，备用。
2 砂锅中注水烧开，倒入大米、苦瓜丁、胡萝卜丁，搅拌均匀。
3 加盖，烧开后用小火煮40分钟至食材熟软即可。

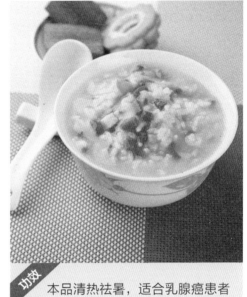

功效 本品清热祛暑，适合乳腺癌患者在炎热的天气食用。

醋拌芹菜

原料 芹菜梗200克，彩椒10克，芹菜叶25克，熟白芝麻少许，盐2克，白糖3克，陈醋15毫升，芝麻油10毫升

制作

1 彩椒切细丝；芹菜梗切成段，待用。
2 锅中注水烧开，倒入芹菜梗段略煮；放入彩椒丝，煮至断生；捞出沥干，装碗。
3 碗中放入芹菜叶，加入盐、白糖、陈醋、芝麻油。
4 倒入白芝麻，拌匀至食材入味。

功效 本品富含维生素与膳食纤维，能够有效地改善乳腺癌患者神经衰弱的症状。

蒜汁蒸白菜

原料 白菜180克,蒜末15克,盐3克,鸡粉2克,食用油适量

制作

1 往准备好的容器中倒入处理好的白菜。

2 加入少许盐,搅拌匀,腌渍片刻后将多余的水分倒出。

3 加入蒜末、鸡粉、食用油搅拌均匀,倒入蒸盘内。

4 备好电蒸锅烧开,放入蒸盘,盖上锅盖蒸3分钟即可。

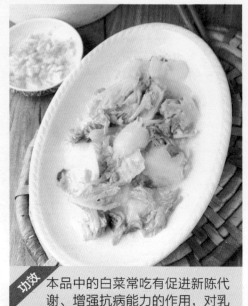

功效 本品中的白菜常吃有促进新陈代谢、增强抗病能力的作用,对乳腺癌患者有益。

炝炒生菜

原料 生菜200克,盐2克,鸡粉2克,食用油适量

制作

1 将洗净的生菜切成段,装盘待用。

2 锅中注油烧热,放入切好的生菜段,快速翻炒至熟软。

3 加入适量盐、鸡粉,炒匀调味即可。

功效 本品利五脏、通经脉,对乳腺癌有食疗作用。

炒西蓝花

原料 西蓝花150克，黑芝麻适量，盐、食用油各适量

制作

1 洗净的西蓝花切成小朵。
2 锅中注水，大火烧开，倒入西蓝花朵氽煮片刻至断生，捞出，沥干待用。
3 用油起锅，倒入西蓝花朵，翻炒片刻，注入少许清水。
4 加入盐，快速翻炒片刻盛出装入碗中，均匀撒上黑芝麻即可。

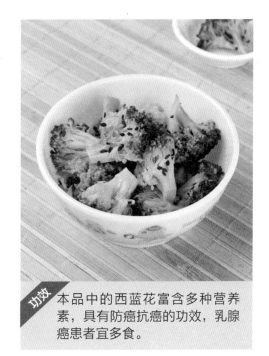

功效 本品中的西蓝花富含多种营养素，具有防癌抗癌的功效，乳腺癌患者宜多食。

金钩黄瓜

原料 黄瓜220克，红椒35克，虾米30克，姜片少许，蒜末少许，葱段少许，盐2克，蚝油5克，料酒4毫升，水淀粉3克，食用油适量

制作

1 将洗净的黄瓜去皮切小块；红椒去籽切小块。
2 起油锅，放入姜片、蒜末、葱段爆香，倒入洗好的虾米，淋入料酒炒香。
3 放入黄瓜块、红椒块拌炒匀，加少许清水，翻炒至食材熟软。
4 放入适量盐、蚝油炒匀调味，倒入适量水淀粉，快速炒匀即可。

功效 本品有安神定志、提高机体免疫力的功效。

雪梨豌豆炒百合

原料 豌豆170克，鲜百合120克，南瓜肉70克，雪梨60克，彩椒少许，盐2克，鸡粉2克，食用油适量

制作

1 雪梨切丁；南瓜肉切丁；彩椒切小块。

2 锅中注水烧开，倒入豌豆、百合、雪梨丁、彩椒块，焯水，捞出沥干，备用。

3 用油起锅，放入南瓜丁炒匀；倒入焯过水的食材，用大火快炒至断生，转小火，加入少许盐、鸡粉，用中火炒至食材入味即可。

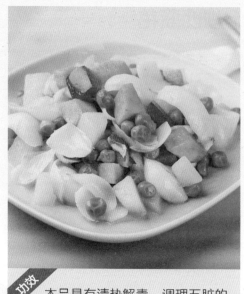

功效 本品具有清热解毒、调理五脏的功效。

葱白炒豆芽

原料 黄豆芽30克，红彩椒、黄彩椒各20克，葱白适量，盐、鸡粉各1克，水淀粉5毫升，食用油适量

制作

1 洗净的黄豆芽切去根部；彩椒切丝。

2 用油起锅，倒入葱白爆香；放入黄豆芽炒匀；倒入彩椒翻炒1分钟至熟软。

3 加入盐、鸡粉炒匀；加入水淀粉炒匀至收汁即可。

功效 本品能帮助乳腺癌患者清理肠胃废物。

枸杞芹菜炒香菇

原料 芹菜120克，鲜香菇100克，枸杞20克，盐2克，鸡粉2克，水淀粉、食用油各适量

制作

1. 鲜香菇切片；芹菜切成段，备用。
2. 用油起锅，倒入香菇片炒香；放入芹菜段炒匀；注入清水炒至食材变软。
3. 撒上枸杞，翻炒；加入少许盐、鸡粉、水淀粉，炒匀调味。

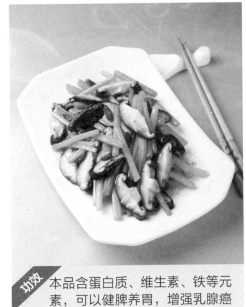

功效 本品含蛋白质、维生素、铁等元素，可以健脾养胃，增强乳腺癌患者的免疫力。

胡萝卜玉米沙拉

原料 胡萝卜200克，玉米粒100克，洋葱130克，虾仁80克，熟红腰豆70克，橄榄油适量，盐2克，鸡粉2克，蒸鱼豉油4毫升

制作

1. 胡萝卜切丁；洋葱切小块；虾背切开，去除虾线。
2. 锅中注水烧开，放盐、橄榄油；分别倒入胡萝卜丁、玉米粒、洋葱块、虾仁，焯煮约2分钟，捞出，沥干水分，备用。
3. 将食材装入碗中，放盐、蒸鱼豉油、橄榄油，搅拌均匀，装盘，放上熟红腰豆即可。

功效 本品富含植物纤维，有通便、美容润肤、防癌抗癌的功效。

醋香胡萝卜丝

原料 胡萝卜240克，卷心菜70克，熟白芝麻少许，亚麻籽油适量，盐2克，鸡粉2克，白糖3克，生抽3毫升，陈醋3毫升

制作

1 将洗净的卷心菜切丝；洗净的胡萝卜切片，改切丝。
2 锅中注水烧开，放盐、亚麻籽油；倒入胡萝卜丝、卷心菜丝，煮半分钟至熟，捞出。
3 把胡萝卜丝和卷心菜丝装入碗中，放盐、鸡粉、白糖、生抽、陈醋、亚麻籽油，拌匀，装盘，撒上熟的白芝麻即可。

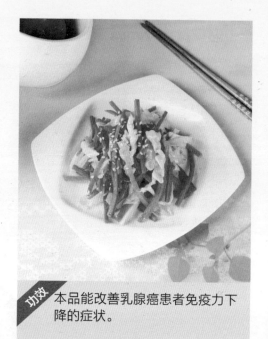

功效 本品能改善乳腺癌患者免疫力下降的症状。

苦瓜炒马蹄

原料 苦瓜120克，马蹄肉100克，蒜末、葱花各少许，盐3克，白糖3克，水淀粉、食用油各适量

制作

1 马蹄肉切薄片；苦瓜切片装碗，加盐腌渍20分钟。
2 锅中注水烧开，倒入苦瓜片煮1分钟至断生，捞出沥干。
3 起油锅，倒入蒜末爆香；放入马蹄肉片翻炒；倒入苦瓜片炒至食材断生。
4 加入盐、白糖，炒匀调味；淋上水淀粉翻炒；撒上葱花炒至断生即可。

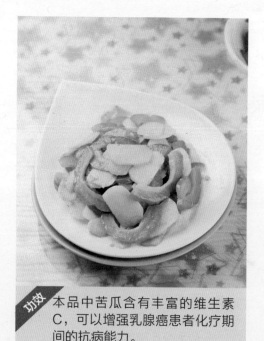

功效 本品中苦瓜含有丰富的维生素C，可以增强乳腺癌患者化疗期间的抗病能力。

小炒刀豆

原料 刀豆85克，胡萝卜65克，蒜末少许，鸡粉、白糖各少许，豆瓣酱15克，水淀粉、食用油各适量

制作

1. 将去皮洗净的胡萝卜切菱形片；刀豆斜刀切段。
2. 用油起锅，倒入蒜末爆香；放入豆瓣酱炒香；倒入刀豆段和胡萝卜片，炒透。
3. 注入少许清水，翻炒一会儿，至所有食材熟软。
4. 加入鸡粉、白糖、水淀粉，改中火翻炒匀即可。

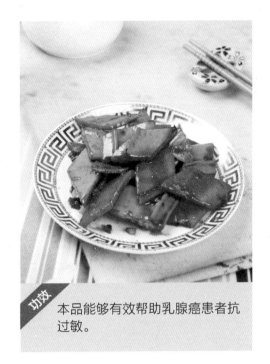

功效 本品能够有效帮助乳腺癌患者抗过敏。

功效 本品富含多种营养素，可提高机体免疫力。

鱼香杏鲍菇

原料 杏鲍菇200克，红椒35克，蒜末少许，豆瓣酱4克，盐3克，生抽2毫升，料酒3毫升，陈醋5毫升，水淀粉适量，食用油适量

制作

1. 洗净的杏鲍菇切片，再切粗丝；红椒切细丝。
2. 锅中烧开水，倒入杏鲍菇片焯水，捞出沥干，待用。
3. 用油起锅，放入蒜末爆香，倒入红椒丝、杏鲍菇片翻炒匀；再加入料酒、豆瓣酱、生抽、盐、陈醋翻炒入味，最后用水淀粉勾芡即可。

香菇炖竹荪

原料 鲜香菇70克，菜心100克，水
发竹荪40克，高汤200毫升，盐3
克，食用油适量

制作

1 洗好的竹荪切成段；洗净的香菇
切上十字花刀。

2 锅中注水烧开，放入盐、食用
油，倒入菜心煮1分钟，捞出。

3 香菇倒入沸水锅煮半分钟；加入
竹荪段，再煮半分钟；捞出装蒸
碗里。

4 高汤入锅加盐煮沸后倒入蒸碗，
蒸30分钟至熟；取出蒸碗，放入
菜心即可。

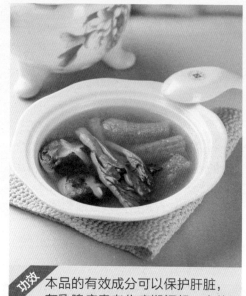

功效 本品的有效成分可以保护肝脏，
在乳腺癌患者化疗期间起一定的
护肝作用。

莴笋炒瘦肉

原料 莴笋200克，瘦肉120克，葱段
少许，蒜末少许，盐2克，料酒、水
淀粉、芝麻油、食用油各适量

制作

1 莴笋切细丝；瘦肉切丝装碗，加
入盐、料酒、水淀粉、食用油，
腌渍片刻。

2 用油起锅，撒上蒜末，炒出香
味，倒入肉丝，炒至其转色，倒
入莴笋丝，炒匀炒透。

3 加入少许盐，炒匀调味，注入少
许清水，炒匀。

4 再用水淀粉勾芡，至食材熟透，
淋入芝麻油，炒香即可。

功效 本品具有促进肠壁蠕动、预防便
秘的功效。

黄瓜里脊片

原料 黄瓜160克，猪瘦肉100克，鸡粉2克，盐2克，生抽4毫升，芝麻油3毫升，料酒少许

制作

1. 洗好的黄瓜斜刀切块；猪瘦肉切薄片。
2. 锅中注入适量清水烧开，倒入肉片煮片刻，捞出，沥干，待用。
3. 取一个碗，注入少许纯净水，加入鸡粉、盐、生抽，拌匀，淋入少许芝麻油，调成味汁，待用。
4. 另取一盘，放入黄瓜块，摆放整齐，放入瘦肉片，叠放整齐，浇上味汁，摆好盘即可。

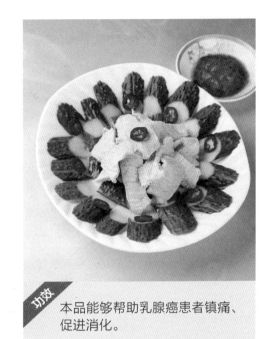

功效 本品能够帮助乳腺癌患者镇痛、促进消化。

藕片荷兰豆炒培根

原料 莲藕200克，荷兰豆120克，彩椒15克，培根50克，盐3克，白糖、鸡粉各少许，料酒3毫升，水淀粉、食用油各适量

制作

1. 莲藕切薄片；培根切片；彩椒切条。
2. 用油起锅，倒入培根片炒匀；淋入料酒炒香；放入莲藕片、彩椒条、荷兰豆炒匀。
3. 加入盐、白糖、鸡粉调味；倒入水淀粉，用中火炒匀即可。

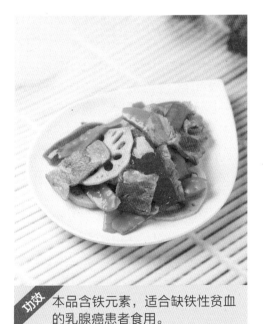

功效 本品含铁元素，适合缺铁性贫血的乳腺癌患者食用。

猪肝炒木耳

原料 猪肝180克，水发木耳50克，姜片、蒜末、葱段各少许，盐4克，鸡粉3克，料酒、生抽、水淀粉、食用油各适量

制作

1. 木耳切小块；猪肝切片装碗，加入盐、鸡粉、料酒腌渍10分钟。
2. 锅中注水烧开，加盐、木耳块，焯水1分钟，捞出。
3. 用油起锅，放入姜片、蒜末、葱段爆香；倒入猪肝片炒匀；淋入料酒炒香；放入木耳块炒匀。
4. 加入盐、鸡粉、生抽，炒匀；倒入水淀粉勾芡即可。

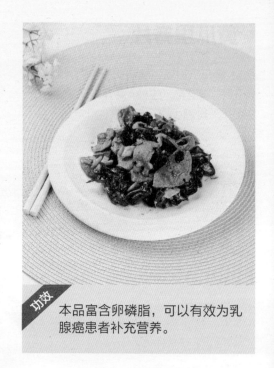

功效 本品富含卵磷脂，可以有效为乳腺癌患者补充营养。

香菜炒鸡丝

原料 鸡胸肉400克，香菜120克，彩椒80克，盐3克，鸡粉2克，水淀粉4毫升，料酒10毫升，食用油适量

制作

1. 香菜切段；彩椒切丝；鸡胸肉切丝装碗，加入盐、鸡粉、水淀粉、食用油，腌10分钟。
2. 油锅烧至四成热，倒入鸡肉丝滑油至变色，捞出，沥干油备用。
3. 锅底留油，倒入彩椒丝略炒；放入鸡肉丝、料酒、鸡粉、盐炒匀；放入香菜翻炒即可。

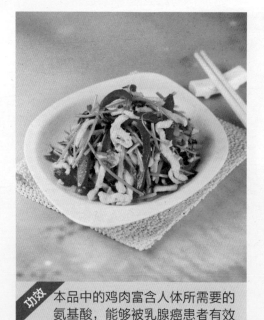

功效 本品中的鸡肉富含人体所需要的氨基酸，能够被乳腺癌患者有效消化。

香菜炒羊肉

原料 羊肉270克，香菜段85克，彩椒20克，姜片、蒜末各少许，盐3克，鸡粉、胡椒粉各2克，料酒6毫升，食用油适量

制作

1 洗净的彩椒切粗条；羊肉切丝。
2 用油起锅，放入姜片、蒜末爆香；倒入羊肉丝炒至变色；淋入料酒炒匀；放入彩椒丝，用大火炒软。
3 转小火，加入少许盐、鸡粉、胡椒粉，炒匀调味。
4 倒入香菜段，快速翻炒至散出香味即可。

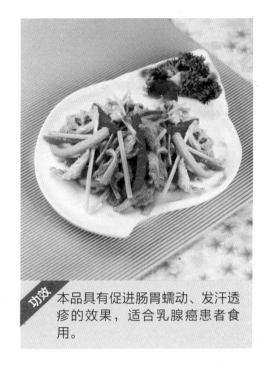

功效 本品具有促进肠胃蠕动、发汗透疹的效果，适合乳腺癌患者食用。

清蒸鳕鱼

原料 鳕鱼块100克，盐2克，料酒适量

制作

1 将洗净的鳕鱼块装碗，加入料酒抓匀，放入盐抓匀，腌渍10分钟。
2 将腌渍好的鳕鱼块装入盘中，放入烧开的蒸锅中。
3 盖上盖，用大火蒸10分钟至鳕鱼块熟透。
4 揭盖，将蒸好的鳕鱼块取出。

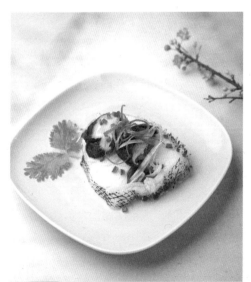

功效 本品含各种蛋白及氨基酸，利于乳腺癌患者吸收营养。

清蒸开屏武昌鱼

原料 武昌鱼550克，圣女果45克，姜丝、葱丝、彩椒丝、生抽、食用油各适量

制作

1. 圣女果切小块，备用。
2. 武昌鱼切断头部，从头部中间剁开；鱼身切块；鱼尾从中间切开去骨。取一个圆形蒸盘，依次摆放上鱼头、鱼身、鱼尾，待用。
3. 蒸锅上火烧开，放入蒸盘，用中火蒸约15分钟至熟。
4. 取出蒸盘，摆上圣女果，撒上姜丝、葱丝、彩椒丝，浇上生抽、热油即可。

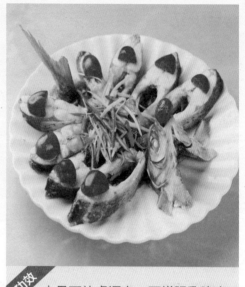

功效 本品可补虚调血，可增强乳腺癌患者机体免疫力。

香煎马头鱼

原料 马头鱼150克，葱丝、红椒丝各少许，盐、食用油各适量

制作

1. 在处理好的马头鱼上撒少许盐，抹匀，腌渍一会儿，备用。
2. 热锅注油，放入马头鱼，用中火煎出焦香味。
3. 翻面，煎至两面呈金黄色。
4. 关火后盛出煎好的马头鱼，点缀上葱丝、红椒丝即可。

功效 本品中的马头鱼含蛋白质，可以帮助乳腺癌患者美容、护肤。

西瓜黄桃苹果汁

原料 西瓜300克，黄桃肉150克，苹果200克

制作

1. 洗好的苹果切小块；西瓜肉去籽，切成小块。
2. 取榨汁机，选择搅拌刀座组合，把切好的苹果块、西瓜块、黄桃肉倒入榨汁机的搅拌杯中。
3. 加少许矿泉水，选择"榨汁"功能，榨取果汁即可。

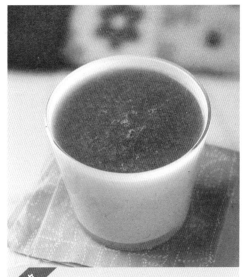

功效 本品具有稳定血压、调节心脏功能，适合高血压的乳腺癌患者饮用。

雪梨莲藕汁

原料 雪梨100克，莲藕100克，蜂蜜10克

制作

1. 莲藕切小块；雪梨切丁，备用。
2. 取榨汁机，选择搅拌刀座组合，放入切好的材料、矿泉水。
3. 搅拌均匀，加盖通电后选择"榨汁"功能，榨出汁水。
4. 断电后揭开盖，放入适量蜂蜜，加盖。
5. 通电后再次选择"榨汁"功能，搅拌至蜂蜜溶入汁水中。

功效 本品含有较多单宁酸，对乳腺癌患者保护血管壁起一定作用。

葡萄芹菜汁

原料 葡萄100克，芹菜90克，蜂蜜20克

制作

1 将洗净的芹菜切成粒，待用。
2 取榨汁机，选搅拌刀座组合，倒入洗净的葡萄、芹菜粒、矿泉水。
3 盖上盖，选择"榨汁"功能，榨取葡萄芹菜汁。
4 揭开盖，放入适量蜂蜜，加盖选择"榨汁"功能，搅拌匀即可。

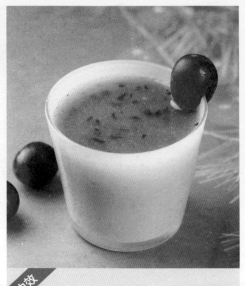

功效 本品利于钠盐的排出，适合乳腺癌患者降低血脂。

番石榴汁

原料 番石榴100克

制作

1 去皮的番石榴切成小块，备用。
2 取来备好的榨汁机，选择搅拌刀座组合，倒入切好的番石榴。
3 注入适量矿泉水，加盖通电后选择"榨汁"功能完成即可。

功效 本品含铬元素，能够促进乳腺癌患者的胰岛素分泌。

小米豆浆

原料 水发黄豆120克，水发小米80克

制作

1 取备好的豆浆机，倒入泡发好的小米和黄豆。
2 注入适量清水，至水位线即可。
3 盖上机头，选择"五谷"程序，待其运转约20分钟打成豆浆即可。

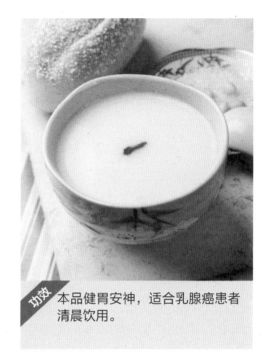

功效 本品健胃安神，适合乳腺癌患者清晨饮用。

花生红枣豆浆

原料 水发黄豆100克，水发花生米120克，红枣20克，白糖少许

制作

1 取备好的豆浆机，倒入浸泡好的花生米和黄豆。
2 放入切好的红枣，撒上少许白糖，注入适量的清水，至水位线即可。
3 盖上豆浆机机头，选择"五谷"程序，待其运转约15分钟打成豆浆即可。

功效 本品能帮助乳腺癌高龄患者增强记忆力。

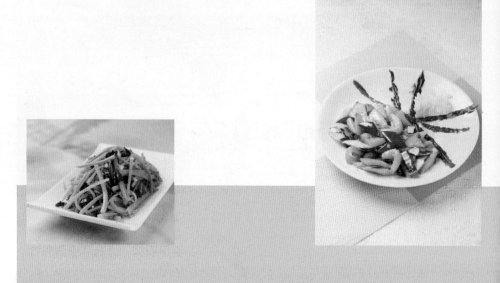

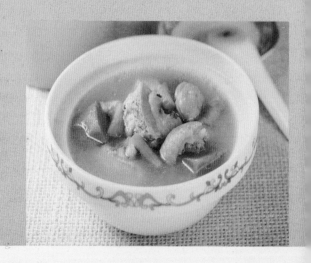

第五章

康复后，要预防
乳腺癌复发和转移

无论人体经过何种方式的治疗，始终会在体内存有少数的癌细胞，并且对身体造成不同程度的威胁。癌细胞的存活，便意味着癌症复发的可能性。因此，康复后，要预防乳腺癌的复发和转移。

乳腺癌治疗后复发的原因与类型

癌症复发的原因

　　癌症复发，指的是癌症在经过化学、物理治疗或手术切除后，癌细胞又重新生长的一种症状。无论人体经过何种方式的治疗，始终会在体内存有少数的癌细胞，并且对身体造成不同程度的威胁。癌细胞的存活，便意味着癌症复发的可能性。

乳腺癌复发的三种类型

局部复发是指保乳手术的同侧乳腺内，或乳腺癌乳房切除手术的同侧胸壁再次出现肿瘤。

区域复发是指患者的淋巴引流区，包括腋窝、锁骨上/下及内乳淋巴结区域出现肿瘤。

局部复发

区域复发

孤立性复发

孤立性复发是指在发现局部区域复发时，通过常规检查未发现合并其他部位的转移。

乳腺癌易复发的人群特征

　　目前世界公认的乳腺癌复发的两个重要因素分别为：腋下淋巴结的转移状态以及乳腺癌肿瘤的大小。

乳腺癌复发风险表		
淋巴结转移	**肿瘤大小**	**复发风险**
有	直径>5厘米	高
	直径<2厘米	较高
无	—	随着肿瘤直径增大而增高

　　表格表明，有淋巴结转移并且肿瘤直径大于5厘米的人群，复发风险最大；有淋巴结转移，但肿瘤直径小于5厘米的人群次之；无淋巴结转移的人群，复发风险随着肿瘤直径增大而增高。

乳腺癌康复后应警惕三大血行转移

血行转移是癌细胞的一种扩散途径，属于癌症的远处转移。血行转移以血管血流为方向，通过血管途径扩散到癌组织以外的组织或器官，形成转移癌。血行转移是乳腺癌扩散的常见现象。

肺转移

① 原因：

乳腺癌发生肺转移概率高居各种癌症之上。由于肺循环中分布了肺动脉和支气管动脉双重性血管，为乳腺癌肺转移提供了条件。

症状：

乳腺癌肺转移侵犯大支气管时会产生干咳或者咳中带血等症状；侵犯肺门或者纵隔淋巴结时可引起患者呼吸困难、进食阻挡等；如果压迫到喉神经时会出现声音沙哑等症状。

骨转移

② 原因：

乳腺癌细胞首先进入脉管系统，将癌细胞脱落并且释放于血循环内，在骨髓内的血管壁停留，之后再溢出血管增生于血管外，形成骨转移。

症状：

骨转移早期一般无特别的症状，但是后期因为肿瘤侵犯骨膜或者形成病理性骨折时，会引起强烈的疼痛。

肝转移

③ 原因：

乳腺癌的肝转移是中晚期乳腺癌患者最为常见的一种转移症状，人体肝脏能够接收肝动脉和门静动脉的双重供血，为全身器官恶性肿瘤的转移提高了概率。

症状：

乳腺癌肝转移的早期，并没有特别明显的症状；肝转移中期，人体会逐步出现上腹部或者肝脏区域的胀痛不适；之后，还会产生腹胀、黄疸、食欲减退、乏力、体重减轻、肝区剧烈疼痛、发热等症状。

乳腺癌复发恐惧心理的发生与克服

乳腺癌复发的恐惧心理

恐惧心理，指的是有的人对某些事物或者特殊情境产生比较强烈的害怕情绪。

当恐惧心理出现的时候，即使本人知道没必要感到恐惧，但依旧无法克制。严重的时候，还会引起焦躁不安、呕吐、休克等生理反应。

而乳腺癌复发的恐惧心理，指的就是对癌症复发产生无法控制的抵触、害怕情绪。

对于癌症康复者而言，担心癌症复发是一件再正常不过的事了。

调查表明，33%~96%的癌症康复者都存在对癌症复发的持续恐惧。但是，过度的恐惧会令癌症康复者时刻将疼痛和复发记在心里。

这样不仅对个人生活带来负面影响，还可能因为过大的心理压力而提高癌症复发的概率。

乳腺癌复发恐惧心理的克服

1 充分了解病情

乳腺癌患者产生复发恐惧心理的其中一个原因就是对自己病情的掌握不清楚。当患者对自身的病情持有模糊不清的概念时，会导致自己忐忑不安，从而渐渐演变成恐惧。克服恐惧心理的首要步骤就是了解自己的病情。

2 敢于表达自己的不良情绪

一个人独自面对恐惧时，容易将事情想得过于偏激。当患者敢于向朋友、家人或者医生去宣泄自己的情绪时，能够有效地摆脱恐惧给患者带来的困扰。

3 静下心来调整呼吸

恐惧心理易令人感到急躁、呼吸不通畅。缓慢的深呼吸能够有效地平复神经系统，减少紧张荷尔蒙的释放。在深呼吸的过程中，患者能更好地将思绪集中，而并非任由恐惧滋生蔓延。

4 参加益于身心康复的活动

患者应该对自身的病情、生活抱有积极乐观的态度，而不是一味地用最坏的心态去想象癌症复发带来的后果。如果本身一直处于悲观的情绪之中，必定会令自己活在痛苦不堪之中，严重时还会加剧生理状态的恶化。

乳腺癌康复期如何找回自信

以积极乐观的态度重返职场

接受职场挑战

有的患者虽然回到了工作岗位，但始终认为自己是一个易碎的瓷娃娃，什么都不敢做，对职场抱着消极的态度。患者在职场中的小心翼翼容易导致自身心理的恐惧越来越深，给自己带来沉重的负担。因此，在患者回到职场时，应该培养自己积极的态度，勇于去接受职场的挑战，让自己重新投入到职场工作里。

承认职场不足

一些乳腺癌患者在手术前就是职场中的女强人，有着强烈的事业心，不甘于自己的事业走向下坡路，因此在重回职场后，将自己正处于康复期的身份全部丢弃，拼命地工作。这种高强度的工作态度，对患者的身体复原十分不利。患者在重回职场的时候，不要急功近利，要随着身体的复原慢慢调整工作强度。

认真处理好夫妻关系

找回女人自信

在经历乳腺癌切除手术后的患者，一定程度地失去了作为女性的明显特征。她们会为此而不敢抬头挺胸地面对自己的丈夫。此时，除了丈夫要给出相应的理解外，患者自身也要重塑自己的自信心。患者不需要将第二性征当做女性的唯一标志，要意识到自己的温柔、体贴、善良、母性都是作为女人的标志。

多与丈夫沟通

在自卑的情绪之下，患者还可能产生烦躁的心理，导致夫妻之间的沟通走向瓶颈。此时，丈夫应该主动打消患者的疑虑，满足患者想要被保护、被关心的心理。而患者本人，也需要积极地与丈夫进行良好的沟通交流，让彼此回到正常的夫妻生活。

预防乳腺癌复发的五大注意事项

进行功能锻炼

　　乳腺癌手术范围较大，对皮下脂肪、局部皮肤、神经、血管、淋巴、肌肉等身体部位有不同程度的损伤，从而影响患者的上肢运动。为了预防上肢行动不便、胸廓畸形等症状，乳腺癌患者应在康复后对各部位进行及时的功能锻炼。

采取治疗手段

　　对于乳腺癌患者而言，在术后1~3年的关键期采取积极的治疗手段能够有效地降低复发的风险。乳腺癌患者在术后仍应该到正规医院坚持完整的治疗，遵守医生的嘱咐进行定期复查。术后半年内，应每月复查一次；三年内，每半年复查一次；六年内，每年复查一次。

避免复发因素

　　乳腺癌患者康复后需建立科学的生活方式，尽可能避免复发的危险因素。在睡眠上，要早睡早起，拒绝熬夜；在饮食上，避免烟、酒、烧烤、熏制食品；日常生活里，尽量避免接触放射性和电磁辐射；同时，也要减少使用含激素较高的化妆品。

注意身心呵护

　　乳腺癌是严重疾病，却并非不治之症。康复后若患者存在过大的心理压力与恐惧感，会提高复发的可能性。因此，患者应时常保持轻松、乐观、欢快的情绪，敢将思想上的恐惧与苦闷向他人倾诉。而作为患者家属，要时刻给予患者最大的关心与爱护。

乳腺癌治疗康复后的饮食调养

乳腺癌治疗后康复期进补三不要

● 不要随意服用补品

乳腺癌病人在康复期间，不要随意服用市面上的销售的产品，必须根据自身的状况选择补品。补品即使再昂贵，也并没有像药物那样经过严格的试验和长期观察。因此，在选取补品之前，一定要请教医生才能使用。

● 不要将补品放在康复饮食的第一位

乳腺癌病人在康复期时间，应该以食补为主、药补为辅。研究表明，乳腺癌病人在康复期间多食用维生素、硒、纤维素等含量较高的食材，可以有效地补充身体缺乏的营养，而补品往往只能起到某一方面的作用。

多吃有效防止乳腺癌复发和转移的食品

食材名称	有效物质	作用
茄子	龙葵碱、葫芦素	茄子内含的龙葵碱、葫芦素被证实有抗癌作用。它的茄花、茄蒂、茄汁皆为良药。在古代已有用茄根治愈肿瘤的记载。
苦瓜	类奎宁蛋白、蛋白酶抑制剂	类奎宁蛋白是一种能够激活免疫细胞的活性蛋白；蛋白酶抑制剂能够有效抑制肿瘤细胞分泌蛋白酶，从而抑制癌细胞的转移。
海带	海藻酸钠	海带中的海藻酸钠能与人体内有致癌作用的锶、镉等发生很强的结合，并将之排出体外。同时，海带的提取物对各种癌细胞起都直接抑制的作用。
萝卜	多种有效酶	萝卜中含有多种酶，能够通过刺激机体免疫力，提高巨噬细胞的活性，使其吞噬癌细胞的能力增强，从而消除亚硝胺的致癌作用。
南瓜	维生素、钙质、纤维素	南瓜中富含的胡萝卜素能够在体内转化为维生素A及其衍生物，可以降低机体对致癌物质的敏感程度，从而稳定上皮细胞，防止体内一些正常细胞的癌变。
麦麸	纤维素、多种矿物质	麦麸含有矽、镁等矿物质以及大量的纤维素，能够有效地预防癌症。有专家认为，麦麸是最好的防癌食物。

调养食谱推荐

▌海带黄豆猪蹄汤

原料 猪蹄500克，水发黄豆100克，海带80克，姜片40克，盐、鸡粉各2克，胡椒粉少许，料酒6毫升，白醋15毫升

制作

1 猪蹄斩成小块；海带切小块。
2 锅中注水烧热，放入猪蹄块、白醋，用大火略煮，捞出；放入海带块煮半分钟，捞出。
3 砂锅注水烧开，放入姜片、黄豆、猪蹄块、海带块、料酒。
4 加盖，煮沸后用小火煮1小时至食材熟透；揭盖，加入鸡粉、盐、胡椒粉调味即可。

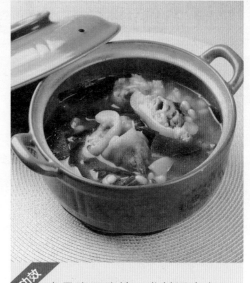

功效 本品降压降糖，尤其适合血压高、血糖高的乳腺癌患者食用。

▌西红柿山楂煲瘦肉

原料 猪肉丁60克，南瓜块30克，土豆块30克，西红柿块20克，玉米段40克，山楂15克，沙参5克，盐2克

制作

1 锅中注水烧开，放入猪肉丁，氽去血水，捞出。
2 砂锅注水烧开，放入猪肉丁、南瓜块、土豆块、西红柿块、玉米段、山楂、沙参，搅拌均匀。
3 盖上盖，烧开后转中火煮约2小时至食材熟透；揭盖，放入盐调味即可。

功效 本品开胃消食，适合食欲不佳的乳腺癌患者当流质食品食用。

牛膝香菇煲瘦肉

原料 西芹250克，瘦肉300克，高汤150毫升，香菇15克，葱段适量，姜片、牛膝、各少许，盐2克，鸡粉2克，料酒8毫升

制作

1. 西芹切成小段；香菇切成厚片；瘦肉切成薄片。
2. 砂锅注水烧热，倒入牛膝，大火煮15分钟，使药性完全析出。
3. 倒入瘦肉片、香菇片、葱段、姜片、高汤、料酒，加盖用大火煮15分钟。
4. 揭盖，加入西芹段、盐、鸡粉，搅匀调味即可。

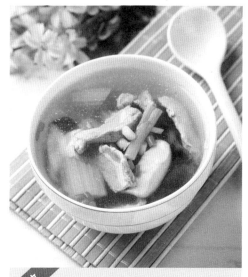

功效 本品营养物质含量丰富，为乳腺癌患者补充营养素的同时，提高免疫力。

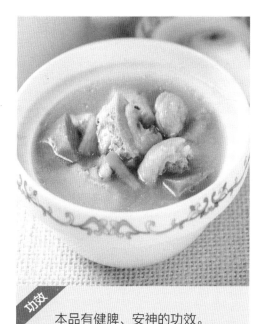

功效 本品有健脾、安神的功效。

茯苓胡萝卜鸡汤

原料 鸡肉块500克，胡萝卜100克，茯苓25克，姜片、葱段各少许，料酒16毫升，盐、鸡粉各2克

制作

1. 将胡萝卜、鸡肉均洗净切块。
2. 锅中注水烧开，倒入洗好的鸡肉块，汆去血水；捞出，备用。
3. 砂锅中注入适量清水烧开，放入姜片、茯苓、鸡肉块、胡萝卜块、料酒，用小火炖煮1小时至食材熟透。
4. 加入少许盐、鸡粉、葱段煮片刻即可。

金枪鱼小麦粥

原料 水发小麦300克，菜心40克，金枪鱼肉丝30克

制作

1 洗净的菜心切成丁，备用。
2 砂锅中注入适量清水烧热，倒入备好的小麦、菜心、金枪鱼肉丝，拌匀。
3 盖上盖，烧开后用小火煮约40分钟至食材熟透。
4 揭开盖，搅拌均匀即可。

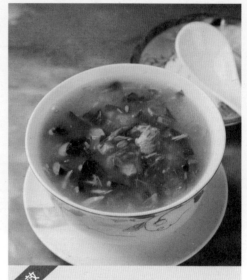

功效 本品对于肾脏功能不佳的乳腺癌患者有保肝护肾的食疗作用。

苹果胡萝卜麦片粥

原料 苹果150克，胡萝卜45克，麦片95克，牛奶200毫升

制作

1 胡萝卜切丁；苹果切小块，备用。
2 砂锅注水烧开，倒入胡萝卜丁、苹果丁，用大火略煮，放入麦片。
3 搅匀，用中火煮约2分钟，至麦片熟软；撇去浮沫，倒入牛奶，煮出奶香味即可食用。

功效 本品具有安神助眠的功效，适合被失眠困扰的乳腺癌患者食用。

芹菜大米粥

原料 水发大米120克，芹菜45克

制作

1　洗好的芹菜切成丁，待用。

2　砂锅注水烧热，倒入洗好的大米，加盖，烧开转小火煮10分钟。

3　揭盖，倒入芹菜丁，搅拌均匀；加盖，用小火续煮约20分钟至食材熟透。

4　揭开锅盖，略微搅拌一会儿即可。

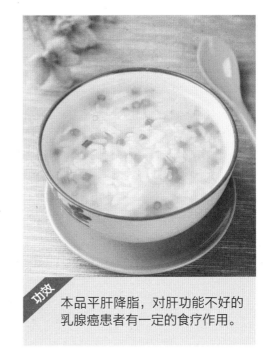

功效　本品平肝降脂，对肝功能不好的乳腺癌患者有一定的食疗作用。

功效　本品具有益气血、补虚损、暖脾胃的功效。

生姜羊肉粥

原料 水发大米100克，羊肉70克，姜丝、葱花各少许，盐、鸡粉各2克，料酒10毫升

制作

1　将洗净的羊肉切成小块。

2　锅中注清水烧热，倒入羊肉块拌匀，余去血水；捞出。

3　砂锅注水烧热，倒入羊肉块、姜丝、料酒，煮20分钟，倒入大米搅拌均匀。

4　加盖，用小火续煮约30分钟至食材熟透；揭开盖，加入少许盐、鸡粉，拌匀调味；撒上葱花，略煮一会儿即可。

虾菇小油菜

原料 小油菜100克，鲜香菇60克，虾仁50克，葱段少许，盐3克，料酒3毫升，水淀粉、食用油各适量

制作

1 香菇切小片；虾仁由背部划开，挑去虾线，装入碗中，加入盐、水淀粉、食用油，腌渍10分钟。

3 锅中注水烧开，倒入小油菜焯水，捞出沥干，装盘。

4 热锅注油，用大火将葱段爆香，倒入香菇片、虾仁翻炒，淋入料酒，翻炒至虾身呈淡红色；加入盐调味，大火快炒至熟，盛出放在小油菜上即可。

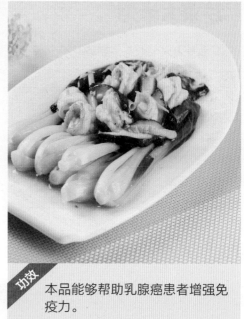

功效 本品能够帮助乳腺癌患者增强免疫力。

鸡汤娃娃菜

原料 娃娃菜280克，枸杞5克，鸡汤200毫升，盐、水淀粉、黑芝麻油、食用油各适量

制作

1 洗净的娃娃菜切成小瓣装盘，加入少许盐和黑芝麻油腌制一会儿至食材入味。

2 蒸锅上火烧开，放入腌好的娃娃菜，加盖，用大火蒸10分钟至熟软，取出备用。

3 用油起锅，倒入鸡汤，撒上枸杞，再调入适量盐，倒入水淀粉，搅拌均匀，制成稠汁，浇在蒸熟的娃娃菜上即可。

功效 本品具有帮助乳腺癌患者开胃消食的作用。

胡萝卜炒菠菜

原料 菠菜180克，胡萝卜90克，蒜末少许，盐3克，鸡粉2克，食用油适量

制作

1. 洗净去皮的胡萝卜切细丝；菠菜去根部，切段。
2. 锅中注清水烧开，放入胡萝卜丝、盐，搅匀，余煮半分钟至断生，捞出沥干。
3. 用油起锅，用蒜末爆香，倒入菠菜段快速炒软，倒入胡萝卜丝翻炒，加入盐、鸡粉调味即可。

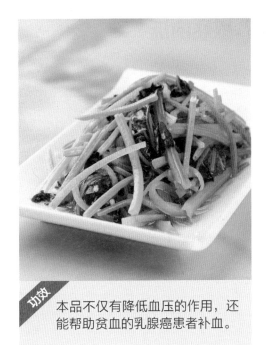

功效 本品不仅有降低血压的作用，还能帮助贫血的乳腺癌患者补血。

胡萝卜丝拌香菜

原料 胡萝卜200克，香菜85克，彩椒10克，盐、鸡粉、白糖各2克，陈醋6毫升，芝麻油7毫升

制作

1. 洗净的香菜切长段；彩椒切细丝；胡萝卜切细丝。
2. 取一个碗，倒入胡萝卜丝、彩椒丝，放入香菜梗，拌匀。
3. 加入盐、鸡粉、白糖、陈醋、芝麻油，拌匀，腌渍约10分钟。
4. 加入香菜叶，拌匀，盛入盘中即可。

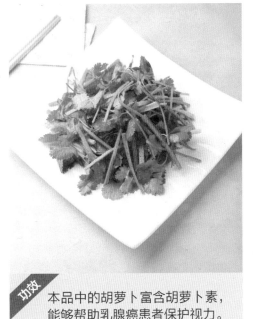

功效 本品中的胡萝卜富含胡萝卜素，能够帮助乳腺癌患者保护视力。

葱油南瓜

原料 南瓜350克，洋葱35克，葱花少许，盐、鸡粉各2克，食用油适量

制作

1 洋葱切薄片；南瓜切丁。

2 用油起锅，用中火略煎洋葱片至散发香味，盛出部分葱油，备用。

3 锅底留油烧热，倒入南瓜丁、盐、鸡粉炒匀；再注入清水，略炒。

4 加盖，小火焖煮3分钟；揭盖，用大火收汁；加入葱花、葱油炒香即可。

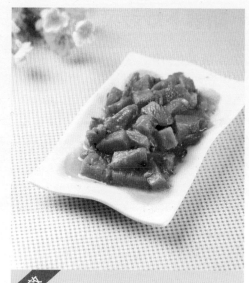

功效 本品能够帮助血糖过高的乳腺癌患者降低血糖。

功效 本品有清热化痰，消肿利湿的作用。

油豆腐烧冬瓜

原料 冬瓜200克，油豆腐75克，蒜末少许，鸡汤70毫升，盐2克，鸡粉1克，水淀粉、食用油各适量

制作

1 冬瓜切小块；油豆腐对半切开，备用。

2 用油起锅，用蒜末爆香；倒入冬瓜块，炒匀，注入适量鸡汤。

3 放入油豆腐炒匀；加盐炒匀；加盖用中小火焖10分钟。

4 揭盖，加入少许鸡粉，炒匀调味。

5 用水淀粉勾芡，使汤汁收浓。

▌马蹄玉米炒核桃

原料 马蹄肉200克，玉米粒90克，核桃仁50克，彩椒35克，葱段少许，白糖4克，盐、鸡粉各2克，水淀粉、食用油各适量

制作

1 马蹄肉切小块；彩椒切小块。
2 锅中注水烧开，倒入玉米粒煮至断生；倒入马蹄肉、食用油；倒入彩椒、白糖，拌匀；捞出氽煮好的食材，沥干。
3 起油锅，将葱段爆香；放入氽好的食材、核桃仁炒匀。
4 加入盐、白糖、鸡粉、水淀粉翻炒入味即可。

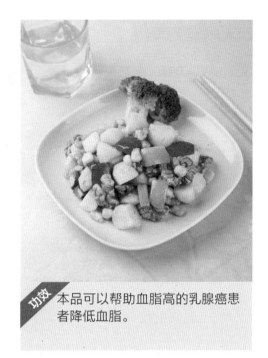

功效 本品可以帮助血脂高的乳腺癌患者降低血脂。

▌黄瓜肉丝

原料 黄瓜120克，瘦肉80克，彩椒20克，蒜末、葱末各少许，盐2克，鸡粉少许，生抽3毫升，料酒4毫升，水淀粉、食用油各适量

制作

1 黄瓜切细丝；彩椒切粗丝；瘦肉切细丝装碗。
2 碗中加入盐、鸡粉、水淀粉、食用油腌渍10分钟。
3 起油锅，倒入瘦肉丝炒匀；淋入料酒炒香；放入生抽炒匀。
4 倒入葱末、蒜末翻炒；倒入黄瓜、彩椒，用中火炒熟；转小火，加入盐、鸡粉炒匀即可。

功效 本品为贫血的乳腺癌患者起补血的作用。

彩椒炒黄瓜

原料 彩椒80克，黄瓜150克，姜片、蒜末、葱段各少许，盐2克，鸡粉2克，料酒、生抽、水淀粉、食用油各适量

制作

1 彩椒切块；黄瓜去皮切小块。
2 用油起锅，将姜片、蒜末、葱段爆香，倒入黄瓜块、彩椒块。
3 淋入料酒，炒香；倒入清水；加入盐、鸡粉、生抽，翻炒均匀；再用水淀粉勾芡即可。

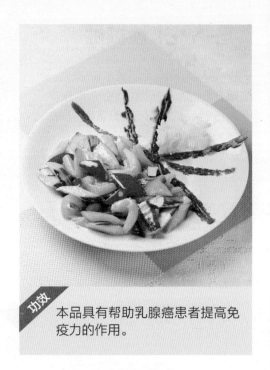

功效 本品具有帮助乳腺癌患者提高免疫力的作用。

功效 本品可以帮助血压高的乳腺癌患者降低血压，保护心血管。

松仁炒丝瓜

原料 胡萝卜片50克，盐2克，丝瓜90克，松仁12克，姜末、蒜末、鸡粉、水淀粉、食用油各适量

制作

1 将洗净去皮的丝瓜对半切开，切长条，改切成小块。
2 锅中注水烧开，加入食用油、胡萝卜片煮半分钟；倒入丝瓜块续煮至断生；捞出食材。
3 用油起锅，将姜末、蒜末爆香；倒入胡萝卜片和丝瓜块，拌炒一会儿，加入适量盐、水淀粉快速炒匀；将炒好的菜肴装盘，撒上松仁即可。

玉竹炒藕片

原料 莲藕270克，胡萝卜80克，玉竹10克，姜丝、葱丝各少许，盐、鸡粉各2克，水淀粉、食用油各适量

制作

1 玉竹、胡萝卜切细丝；莲藕切薄片。
2 锅中注水烧开，倒入藕片煮至断生，捞出沥干。
3 用油起锅，将姜丝、葱丝爆香；放入玉竹丝、胡萝卜丝，炒匀炒透。
4 放入藕片用大火炒匀；加入盐、鸡粉、水淀粉，炒匀调味即可。

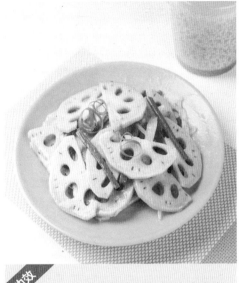

功效 本品中的莲藕能帮助乳腺癌患者清热凉血。

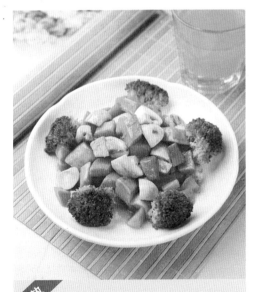

功效 本品有提高免疫力、通便排毒的功效。

红薯烧口蘑

原料 红薯160克，口蘑60克，盐、鸡粉、白糖各2克，料酒5毫升，水淀粉、食用油各适量

制作

1 红薯切块；口蘑切小块。
2 锅中注水烧开，倒入口蘑块焯水，捞出，沥干，备用。
3 用油起锅，倒入红薯块炒匀；倒入口蘑块炒匀；注入适量清水，拌匀。
4 加入少许盐、鸡粉、白糖，用中火炒一会儿，至食材入味。
5 再倒入适量水淀粉炒匀即可。

清炖甲鱼

原料 甲鱼块400克，姜片、枸杞各少许，盐、鸡粉各2克，料酒6毫升

制作

1 锅中注水烧开，淋入料酒，倒入甲鱼块，搅匀，用大火煮约2分钟，捞出。

2 砂锅注水烧开，倒入甲鱼块、枸杞、姜片，搅拌匀，再淋入料酒提味。

3 盖上盖，煮沸后转小火煲煮约40分钟，至食材熟透。

4 取下盖子，加入盐、鸡粉，搅拌匀，续煮片刻至入味即可。

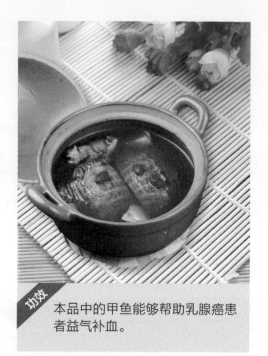

功效 本品中的甲鱼能够帮助乳腺癌患者益气补血。

功效 本品有益肝、健脾、和胃、润肠的功效。

番茄酱鲷鱼

原料 鲷鱼370克，料酒5毫升，盐2克，番茄酱、白糖、白醋、生粉、食用油各适量

制作

1 鲷鱼肉切小块装碗，加入盐、料酒、生粉，腌渍15分钟。

2 油锅烧至六成热，倒入鲷鱼块，炸3分钟至金黄色，捞出沥干，备用。

3 锅底留油烧热，加入白醋、番茄酱、白糖、少许盐、水淀粉，翻炒均匀调成酱汁待用。

4 将炸好的鲷鱼肉块装入盘中，浇上调好的酱汁即可。

小白菜拌牛肉末

原料 牛肉100克，小白菜160克，高汤100毫升，盐少许，白糖3克，番茄酱15克，料酒、水淀粉、食用油各适量

制作

1 小白菜切段；牛肉剁成肉末。
2 锅中注水烧开，加食用油、盐，将小白菜段焯煮1分钟至熟，捞出沥干摆盘。
3 用油起锅，倒入牛肉末炒匀；淋入料酒炒香；倒入适量高汤、番茄酱、盐、白糖，拌匀调味。
4 倒入水淀粉快速拌匀，倒在装好盘的小白菜段上即可。

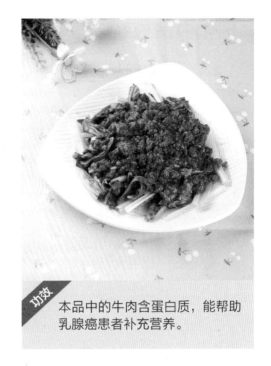

功效 本品中的牛肉含蛋白质，能帮助乳腺癌患者补充营养。

彩椒牛肉丝

原料 牛肉200克，彩椒90克，青椒40克，姜片、蒜末、葱段、食用油各少许，盐3克，料酒、生抽、水淀粉各8毫升

制作

1 彩椒切丝；青椒切丝；牛肉切丝装碗，加盐、生抽、水淀粉、食用油，拌匀，腌渍10分钟。
2 炒锅倒入食用油烧热，用姜片、蒜末、葱段爆香，倒入牛肉丝、料酒炒匀。
3 放入彩椒丝、青椒丝，炒匀；加入生抽、盐，炒匀；倒入水淀粉勾芡即可。

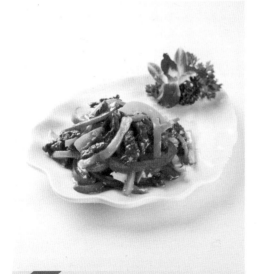

功效 本品能帮助乳腺癌患者提高机体抗病能力，适合病后调养食用。

枸杞百合豆浆

原料 水发黄豆80克，百合20克，枸杞10克，白糖15克

制作

1 将浸泡8小时的黄豆倒入碗中，加入清水搓洗干净，倒入过滤网，沥干。
2 黄豆、百合、枸杞倒入豆浆机中，注适量清水至水位线。
3 盖上机头，选择"五谷"程序，开始打浆15分钟成豆浆。
4 将豆浆机断电，取下机头，把豆浆倒入滤网，滤取豆浆。
5 倒入碗中，加入白糖，搅拌匀，捞去浮沫。

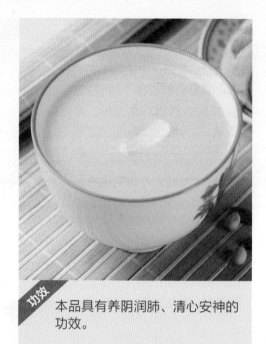

功效 本品具有养阴润肺、清心安神的功效。

绿茶菠萝薄荷汁

原料 绿茶60毫升，去皮菠萝100克，薄荷叶5克

制作

1 洗净去皮的菠萝去心，切块。
2 将绿茶过滤出茶水，待用。
3 将菠萝块倒入榨汁机中，加入绿茶水。
4 盖上盖，启动榨汁机，榨约15秒成果汁。
5 断电后揭开盖，将果汁倒入杯中，放上薄荷叶即可。

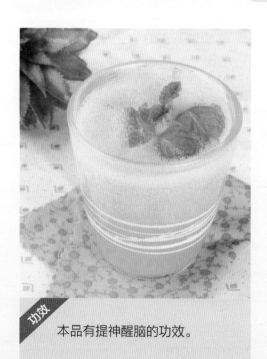

功效 本品有提神醒脑的功效。

黄瓜雪梨柠檬汁

原料 黄瓜300克，雪梨140克，柠檬60克，蜂蜜15克

制作

1. 黄瓜切小块；雪梨切小块；柠檬切片。
2. 取榨汁机，选择搅拌刀座组合，倒入黄瓜块、雪梨块。
3. 盖上盖，选择"榨汁"功能，榨取蔬果汁；倒入蜂蜜，用柠檬片挤入少许柠檬汁；加盖，继续搅拌一会儿即可。

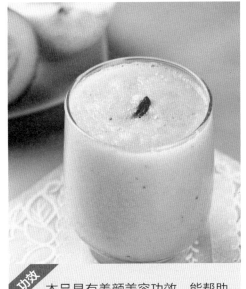

功效 本品具有养颜美容功效，能帮助乳腺癌患者保护皮肤。

柠檬苹果莴笋汁

原料 柠檬70克，莴笋80克，苹果150克，蜂蜜15克

制作

1. 柠檬切片；莴笋切丁；苹果切小块。
2. 取榨汁机，选择搅拌刀座组合，倒入苹果块、柠檬片、莴笋块、矿泉水。
3. 盖上盖子，选择"榨汁"功能，榨取蔬果汁。
4. 揭开盖，加入适量蜂蜜；加盖，继续搅拌片刻即可。

功效 本品能帮助乳腺癌患者补充维生素C。

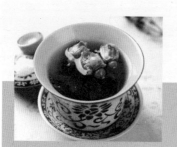

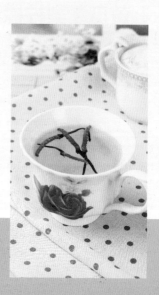

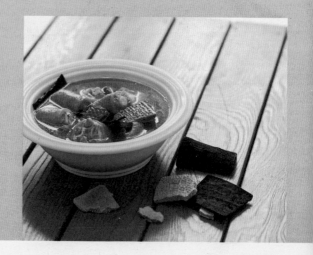

第六章

可辅助治疗
乳腺癌的中药材

本章将介绍一些能辅助治疗乳腺癌的中药材，这些中药材可用于乳腺癌术后或放疗、化疗后的辅助治疗，以及增强乳腺癌患者的机体免疫力。

人参

[每日推荐食用量：3~12克]

别名：黄参、血参、土精
性味：性平、微温，味甘、微苦
归经：归脾、肺经

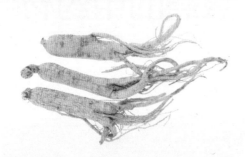

抗乳腺癌原理

人参中含有的人参皂苷、人参多糖、人参聚乙炔类化合物等物质，具有较强的抗癌活性，可用于乳腺癌术后或放疗、化疗后的辅助治疗。并且，人参或人参提取物可用于治疗各种恶性癌症。

使用提醒

高血压患者不宜食用人参；青少年不宜用人参来进补。

购买事项

挑选人参应当挑选紧密坚实的，如果一掐是软的，则代表生长年份不够。

人参炒腰花

原料 猪腰300克，人参12克，姜片、葱段各少许，盐、鸡粉各2克，料酒4毫升，生粉5克，生抽4毫升，水淀粉10毫升，食用油适量

制作

1　洗好的人参切段；猪腰切片装碗，加鸡粉、盐、料酒、生粉拌匀，腌10分钟。

2　锅中注水烧开，倒入猪腰片，煮半分钟，捞出；用油起锅，用姜片、葱段爆香，倒入人参段、猪腰片、料酒、生抽、鸡粉、盐，炒匀调味。

3　用水淀粉勾芡即可。

功效 本品能够提神固气，有较强的抗癌作用。

红枣

[每日推荐食用量：10～20克]

别名：干枣、美枣、良枣、大枣
性味：性温，味甘
归经：归脾、胃经

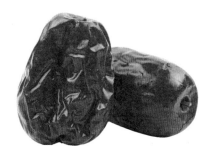

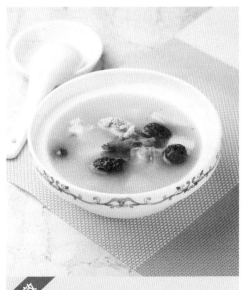

功效 本品对于贫血的乳腺癌患者能够起补血作用。

抗 乳 腺 癌 原 理

红枣中含有的山楂酸、桦木酸等多种三萜类化合物，具有抗癌活性，不仅能抑制癌细胞的生长，还能促进白细胞的生长。乳腺癌患者术后或放疗、化疗后会降低白细胞含量，因而红枣用于患者术后或放疗、化疗后的调理，能促进白细胞生长，提高血清白蛋白，保护肝脏。

使 用 提 醒

龋齿疼痛、腹部胀满、便秘、消化不良、咳嗽者均不宜常用红枣。

购 买 事 项

在挑选的时候多看看红枣的两端部位，看有没有虫洞。

▌葛根红枣猪骨汤

原料 葛根150克，红枣20克，白芷10克，猪骨230克，料酒10毫升，盐3克，鸡精2克

制作

1　将葛根洗净，去皮，切成丁。
2　锅中加水烧开，放入洗净的猪骨，汆去血水，捞出，沥干待用。
3　锅中注入适量清水烧开，倒入猪骨、葛根，放入洗净的红枣、白芷，淋入料酒拌匀，用小火炖1小时，至食材熟透。
4　加盐、鸡精调味即可。

枸杞

[每日推荐食用量：5~30克]

别名：枸杞子、枸杞果、枸杞豆
性味：性平，味甘
归经：归肝、肾经

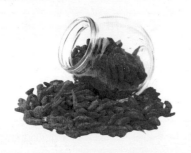

抗 乳 腺 癌 原 理

枸杞对癌细胞的生成和扩散有明显的抑制作用，能显著提高、改善乳腺癌患者的免疫功能和生理功能，具有强壮机体和延缓衰老的作用。对乳腺癌患者配合化疗，有减轻毒不良反应、防止白细胞减少、调节免疫功能等疗效。

使 用 提 醒

感冒发热患者、外邪实热者、脾虚湿热泄泻者不宜食用枸杞。

购 买 事 项

购买枸杞的时候，以粒大、肉厚、色红、质地柔软者为佳。

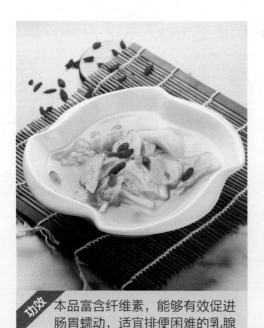

功效 本品富含纤维素，能够有效促进肠胃蠕动，适宜排便困难的乳腺癌患者食用。

▌ 开水枸杞大白菜

原料 大白菜200克，姜片4片，枸杞、葱花各3克，盐2克，料酒3毫升

制作

1　洗净的大白菜切去根部，切段。
2　取电饭锅，倒入大白菜段，注入适量开水，加入姜片、盐、料酒，搅拌均匀。
3　盖上盖，按"功能"键，选择"蒸煮"功能，蒸15分钟。
4　按"取消"键断电，开盖，放入枸杞、葱花，拌匀即可。

灵芝

[每日推荐食用量：6~12克]

别名：灵芝草、菌灵芝、菌芝
性味：性温，味淡、苦
归经：归心、肺、肝、脾经

抗 乳 腺 癌 原 理

灵芝提取物中含有的灵芝多糖、三萜、肽类和酶类等多种成分，能通过破坏癌细胞的活性而使其变性，直到衰亡，可用于防治各类癌症。灵芝对人体没有任何毒不良反应，术后和化疗后的乳腺癌患者服用灵芝可增强机体免疫力。

使 用 提 醒

食用市场上散装的灵芝之前，最好清洗后再服用。

购 买 事 项

新鲜的灵芝颜色自然，有一股天然的菌菇香气；发霉的灵芝则带着一股霉味，并且表皮上呈现霉斑。

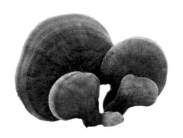

▌灵芝炖蘑菇

原料 蘑菇120克，灵芝、枸杞、当归各少许，盐2克

制作

1 洗净的蘑菇切小片。
2 砂锅中注入适量清水烧开，倒入灵芝、枸杞、当归、蘑菇。
3 加盖，大火炖开转小火炖约20分钟至食材熟透。
4 揭盖，加入盐，稍稍搅拌至入味即可。

功效 本品富含多种营养成分，能够有效地提高乳腺癌患者在治疗期间的免疫力。

140

茯苓

[每日推荐食用量：9~20克]

别名：茯灵、伏菟、松薯、松苓

性味：性平，味甘、淡

归经：归肝、胃、脾经

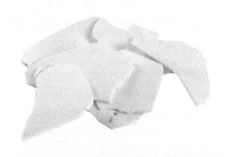

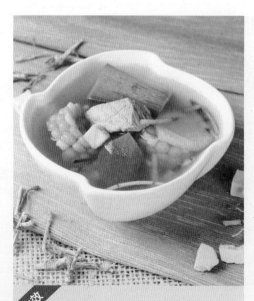

功效 本品能够清理人体内的火气，适合乳腺癌患者在夏日食用。

抗 乳 腺 癌 原 理

茯苓中含有β-茯苓聚糖、茯苓素、蛋白质、微量元素、糖类、蛋白酶和三萜类化合物麦角甾醇、树胶、甲壳质、固醇、右旋葡萄糖、组氨酸等成分，其中的茯苓素有抑制癌细胞生长的作用，适用于治疗乳腺癌、胃癌等。

使 用 提 醒

虚寒精滑或气虚下陷者忌服茯苓；茯苓不宜与地榆、雄黄等共同使用。

购 买 事 项

外表呈褐色而略带光泽，无裂隙，皱纹深，断面色白、细腻，嚼之黏性强者为佳。

甘蔗茯苓瘦肉汤

原料 瘦肉200克，甘蔗段120克，茯苓20克，茅根12克，胡萝卜80克，玉米100克，姜片少许，盐2克

制作

1 洗净的胡萝卜切滚刀块；玉米斩小段；瘦肉切大块。

2 锅中注清水烧开，倒入瘦肉块，余煮1分钟，捞出沥干。

3 砂锅注清水烧热，倒入瘦肉块、玉米段、胡萝卜块、姜片、茯苓、茅根、甘蔗段。

4 加盖，烧开后转小火煮约120分钟至熟；揭盖，加少许盐略煮至汤汁入味即可。

冬虫夏草

[每日推荐食用量：3~10克]

别名：虫草、菌虫草
性味：性温，味甘
归经：归肾、肺经

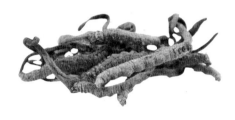

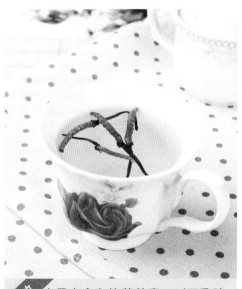

功效 本品中含有的营养素，对于乳腺癌患者有提高机体免疫力的食疗功效。

抗 乳 腺 癌 原 理

冬虫夏草中的虫草素具有抗肿瘤的作用，临床上可用于多种恶性癌症的辅助治疗，比如抗乳腺癌、鼻癌、肺癌等。冬虫夏草提取物在体内具有明显的抑制、杀死癌细胞的作用，适合乳腺癌术后和放疗、化疗后阴虚体弱者服用。

使 用 提 醒

感冒风寒引起的咳嗽及肺热咯血者都不适合服用冬虫夏草。

购 买 事 项

好的冬虫夏草的草头和虫体应该完整，并且是自然结合的；虫体形似蚕宝宝的形体，并有明显的四对足。

冬虫夏草茶

原料 冬虫夏草6只

制作

1 砂锅注入适量的清水，大火烧开。
2 倒入备好的冬虫夏草，搅拌匀。
3 盖上锅盖，煮开后转小火煮2个小时至析出药性。
4 掀开锅盖，持续搅拌片刻。
5 将煮好的药汤盛出装入杯中即可。

西洋参

[每日推荐食用量：10～20克]

别名：西洋人参、洋参、西参
性味：性凉，味甘、微苦
归经：归心、肺、肾经

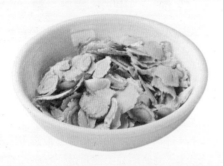

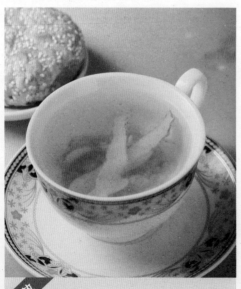

功效 本品益气补血，对于贫血的乳腺癌患者起补血作用。

抗 乳 腺 癌 原 理

西洋参中含有的人参皂苷是一种有效抗癌成分，对多种癌细胞，如肉瘤细胞、白血细胞、乳腺癌细胞等有一定的抑制作用。西洋参可养肺阴、清虚火、生津止渴，适用于乳腺癌患者手术或放疗、化疗后阴虚口干时的辅助治疗。

使 用 提 醒

体质虚寒、胃有寒湿、风寒咳嗽、消化不良的人不宜食用西洋参。

购 买 事 项

参型呈锥条状，粗长如指，无芦、无须，近头处有较明显的环纹5～10圈，表面有横向突起的皮孔者为佳。

玉竹西洋参茶

原料 玉竹5克，西洋参少许

制作

1 砂锅中注入适量清水烧开，倒入备好的玉竹。

2 盖上盖，用中火煮约10分钟至药材析出有效成分。

3 揭盖，转小火保温，待用。

4 取一个茶杯，放入西洋参。

5 盛入砂锅中的汤汁，泡一会儿即可。

党参

[每日推荐食用量：3~10克]

别名：东党、台党、潞党
性味：性平，味甘
归经：归脾、肺经

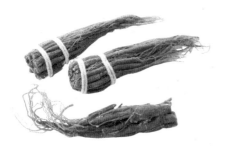

抗 乳 腺 癌 原 理

党参，是扶正固本类中药材。它具有刺激、保护骨髓造血功能的作用，能够增强免疫力，具有明显的抗乳腺癌作用。党参用于乳腺癌患者手术恢复及巩固疗效，可有效地提高患者生存率，减轻或消除乳腺癌化疗或放疗对机体的伤害。

使 用 提 醒

阴虚内热者、内火过盛者、气滞者等禁用党参。

购 买 事 项

西党参以根条肥大、味甜者为佳；东党参以外皮黄色、肉实、皱纹多者为佳。

▌党参银耳甜汤

原料 水发银耳120克，枸杞8克，党参8克，冰糖15克

制作

1 洗净的银耳切去根部，再切成小块。
2 砂锅中注入适量清水烧开，倒入备好的银耳块、党参、枸杞。
3 加盖，用小火煮约30分钟至食材熟透。
4 揭开盖，放入冰糖，搅拌匀，煮至冰糖溶化即可。

功效 本品中营养素丰富，能够帮助乳腺癌患者在治疗期间养颜美肤。

当归

[每日推荐食用量: 10~40克]

别名: 全当归、秦当归、云当归
性味: 性温,味甘、辛
归经: 归肝、心、脾经

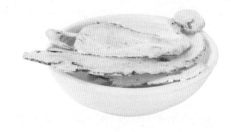

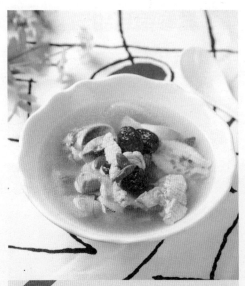

功效 本品能够调理肝肾,对于肝肾器官不好的乳腺癌患者有食疗作用。

抗 乳 腺 癌 原 理

当归中含有挥发油、氨基酸、有机酸、蔗糖、脂肪酸、黄酮类等成分,不仅能增强免疫力、活血止痛、镇静止痛、抗炎消菌,还能保肝、抗氧化、清除自由基,尤其适合炎性乳腺癌患者和乳腺癌手术后患处有疼痛症状的人服用。

使 用 提 醒

慢性腹泻、湿阻中满、大便溏薄者以及热盛出血者不宜服用当归。

购 买 事 项

当归色泽要选择土棕色或黑褐色,断面应为黄白色或淡黄色,有棕色油室的;外形应选根略呈圆柱形的。

▎当归炖猪腰

原料 猪瘦肉块100克,猪腰块80克,当归6片,红枣4克,枸杞4克,姜片2片,盐2克

制作

1. 电饭锅通电后倒入洗净、汆煮、去除血渍的猪瘦肉块,以及猪腰块、当归、红枣、枸杞、姜片。
2. 加入适量清水至没过食材,搅拌均匀。
3. 盖盖,用"靓汤"功能煮2小时,直至汤味浓郁。
4. 按下"取消"键,打开盖子,加入盐拌匀即可。

黄芪

[每日推荐食用量：10～30克]

别名：北芪、绵芪、口芪、西黄芪

性味：性温，味甘

归经：归肺、脾、肝、肾经

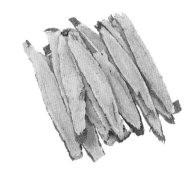

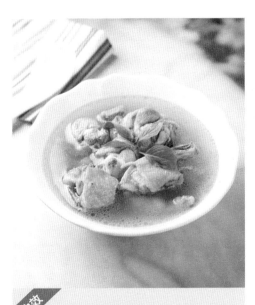

功效 本品富含蛋白质，能够帮助乳腺癌患者补充体力。

抗 乳 腺 癌 原 理

黄芪中含有皂苷、蔗糖、多糖、多种氨基酸、叶酸及硒、锌、铜等多种微量元素，能有效地增强机体免疫力，可用于治疗急慢性肾病、心脑血管疾病、糖尿病、肿瘤等病症。适用于乳腺癌手术后身体虚弱、抵抗力低下的患者服用，具有增强免疫力、补气补虚的功效。

使 用 提 醒

当气滞湿阻、痈疽热毒的症状明显时，忌用黄芪。

购 买 事 项

黄芪以条粗长、皱纹少、质坚而绵、断面黄白色、粉性足、味甜者为佳。

黄芪鸡汤

原料 鸡肉块550克，陈皮、黄芪、桂皮各适量，姜片、葱段各少许，盐2克，鸡粉适量，料酒7毫升

制作

1. 锅中烧开水，放入洗净的鸡肉块余煮一会儿，淋上料酒去除血渍，捞出待用。
2. 砂锅注适量清水烧热，放入黄芪、姜片、葱段、桂皮、陈皮、鸡肉块，淋入少许料酒。
3. 盖盖，大火烧开后改小火煮约55分钟，至食材熟透。
4. 揭盖，加入少许盐、鸡粉，拌匀调味，略煮，至汤汁入味即可。

郁金

[每日推荐食用量: 5~10克]

别名: 黄郁、姜黄、毛姜黄、五帝足
性味: 性凉, 味辛、苦
归经: 归肝、心、肺经

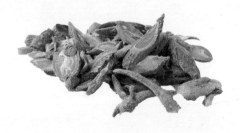

抗 乳 腺 癌 原 理

郁金中含有挥发油、姜黄素、姜黄酮、淀粉、脂肪油、葛缕酮、水芹烯等, 能够行气化瘀、清心解郁、利胆退黄、活血行气, 而且还具有一定的镇痛作用, 对于乳腺癌患者经行腹痛、肝气郁结、血热妄行、血有瘀滞的症状具有很好的疏肝解郁、清心开窍、化痰凉血作用。

使 用 提 醒

阴虚失血者、无气滞血瘀者不宜服用。

购 买 事 项

饱满坚实、个头大者为宜, 其色泽呈现灰黄色或淡棕色, 其味道有一股天生的辛、苦味。

▌荷叶郁金粥

原料 荷叶15克, 山楂干15克, 大米200克, 郁金10克, 冰糖少许

制作

1 砂锅中注入适量清水, 倒入洗好的荷叶、山楂干、郁金, 放入洗净的大米, 拌匀。

2 加盖, 烧开后转小火煮1小时至食材完全熟透。

3 揭盖, 加入冰糖, 拌匀, 煮至溶化。

4 拣出荷叶后, 关火盛出煮好的粥, 装入碗中即可。

功效 对于夏季容易上火的患者而言, 食用本品能够起一定的清热解毒作用。

柴胡

[**每日推荐食用量：3~15克**]

别名：地熏、山菜、茹草、柴草
性味：性微寒，味苦、辛
归经：归肝、胆、肺经

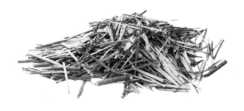

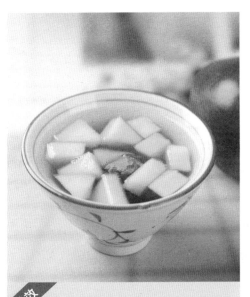

本品对养心起一定作用，能够稳定乳腺癌患者的情绪。

抗 乳 腺 癌 原 理

柴胡中含有柴胡皂苷、类固醇、挥发油、脂肪酸（油酸、亚麻油酸、棕榈酸、硬脂酸等）和多糖、黄酮、多元醇、香豆素等源激素，能够疏肝解郁、理气和表、行气止痛，适合肝郁气滞型的乳腺癌患者服用，可以改善乳腺癌患者乳房胀痛、有结块等症状。

使 用 提 醒

凡阴虚所致的咳嗽者忌用柴胡。

购 买 事 项

北柴胡应选择表面呈黑褐色或浅棕色，质硬而韧，不易折断的；南柴胡表面呈红棕色或黑棕色。

▎ 玫瑰柴胡苹果茶

原料 苹果25克，柴胡7克，玫瑰花苞5克，冰糖25克

制作

1 洗净的苹果切瓣，去皮，切小块。
2 砂锅注适量清水烧开，倒入柴胡，拌匀，用中火煮15分钟。
3 倒入苹果块、玫瑰花苞，加盖用大火煮15分钟。
4 揭盖，倒入冰糖，搅拌至溶化，再加盖用大火焖5分钟至入味即可。

三七

[每日推荐食用量：3~9克]

别名：田七、金不换、血参
性味：性温，味甘、微苦
归经：归心、肾、肝、胃经

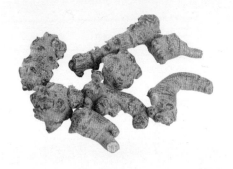

抗 乳 腺 癌 原 理

三七有极明显的治癌作用，而且还具备止痛止血、抑制癌细胞生长的食疗功效，对乳腺癌有一定的治疗作用。三七还可以显著提升血小板数量，适合乳腺癌患者术后、放疗或化疗后免疫力低下时服用。

使 用 提 醒

气血亏虚所致的痛经、月经失调者不宜服用三七。

购 买 事 项

表面灰褐色或灰黄色、有断续的纵皱纹和支根痕、顶端有茎痕、周围有瘤状突起者为佳。

▌ 三七红枣粥

原料 三七粉2克，红枣8克，大米200克，红糖适量

制作

1 砂锅中注入适量清水，放入红枣、三七粉、洗好的大米。
2 盖上盖，用大火煮开后转小火煮40分钟至食材熟软。
3 揭盖，放入红糖，拌匀，煮至溶化。
4 关火后盛出煮好的粥，装入碗中即可。

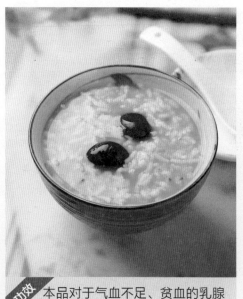

功效 本品对于气血不足、贫血的乳腺癌患者，能够起一定的补血作用。

金银花

[每日推荐食用量：5~10克]

别名：忍冬花、银花、鹭鸶花
性味：性寒，味甘
归经：归肺、胃经

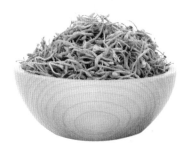

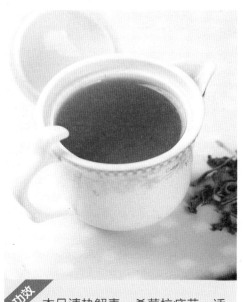

抗 乳 腺 癌 原 理

金银花含有挥发油、皂苷、三萜类、黄酮、绿原酸及多种微量元素等成分，具有清热解毒、抗炎、补虚疗风等功效，对各种癌症肿瘤都有抑制作用，可用于乳腺癌患者术后调理，具有良好的清热解表、解毒利咽的功效。

使 用 提 醒

脾胃虚寒者、气血不足者、疮疡者应慎重服用金银花。

购 买 事 项

花朵饱满、香味清新自然、干燥者为佳，要避免购买成品潮湿有霉气的金银花。

▎蒲公英金银花茶

原料 蒲公英5克，金银花7克

制作

1　砂锅中注入适量清水烧开。
2　倒入洗净的蒲公英、金银花，搅拌匀。
3　盖上盖，烧开后用小火煮约10分钟，至药材析出有效成分。
4　关火后揭盖，盛出煮好的药茶。
5　滤入茶杯中，趁热饮用即可。

功效 本品清热解毒、杀菌抗疲劳，适合气血旺盛的乳腺癌患者饮用。

夏枯草

[每日推荐食用量：10~30克]

别名：胀饱草、棒槌草、夕句
性味：性寒，味苦、辛
归经：归肝、胆经

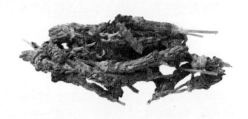

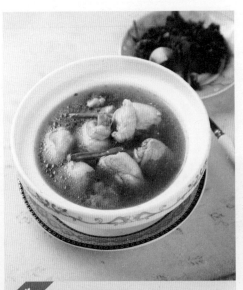

功效 本品富含蛋白质，能够有效补充乳腺癌患者在治疗期间所需的营养。

抗 乳 腺 癌 原 理

夏枯草中含有夏枯草多糖、齐墩果酸、熊果酸、芸香苷、金丝桃苷、咖啡酸、鞣质、挥发油等有效成分，具有清肝明目、散结消肿、利尿降压的功效，还有抑制癌症、抗菌、降压的作用，在临床上可用于治疗肿瘤，可缓解乳腺癌患者郁结气滞、乳房胀痛的症状。

使 用 提 醒

由于夏枯草性寒，故脾胃虚弱者应慎服，气虚者也需慎用。

购 买 事 项

颜色为淡棕色至棕红色者为佳，而紫褐色者为最佳。

▌夏枯草鸡肉汤

原料 鸡腿肉300克，夏枯草3克，生地5克，密蒙花5克，姜片、葱段各少许，盐2克，鸡粉2克，料酒8毫升

制作

1 砂锅注清水烧热，倒入生地、密蒙花、夏枯草，加盖煮20分钟。
2 揭盖，捞出药材，倒入鸡腿肉、姜片、葱段、料酒，加盖煮开转小火煮2小时。
3 揭开锅盖，撇去浮沫；加入少许盐、鸡粉，搅匀调味。
4 关火后将煮好的汤料盛出，装碗即可。

三棱

[每日推荐食用量：6～12克]

别名：黑三棱、湖三棱、京三棱
性味：性平，味苦
归经：归脾、肝经

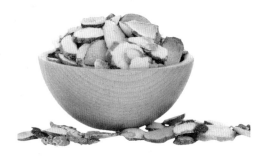

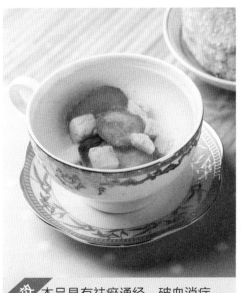

功效 本品具有祛瘀通经、破血消症、行气消积等功效，能够帮助乳腺癌患者益气补血。

抗 乳 腺 癌 原 理

三棱中含有挥发油，其主要成分为苯乙醇、对苯二酚、十六酸、去氢木香内酯等，又含多种有机酸、脂肪酸、刺芒柄花素、豆固醇、β-谷固醇、胡萝卜苷等，具有消积止痛的作用，适合用于多种肿瘤，尤其适用于治疗气滞血瘀的乳腺癌，具有抗癌理气的作用。

使 用 提 醒

孕妇不宜服用三棱；体虚无瘀滞及瘀症出血者不宜用。

购 买 事 项

以个体均匀、体重、质地坚实、去净外皮，表面黄白色者为佳。

三棱茯苓汤

原料 三棱8克，茯苓5克

制作

1 把三棱、茯苓分别洗净，沥干水分，装盘备用。
2 将三棱和茯苓一起放入锅中，在锅中加入适量的清水。
3 将锅置于火上，大火煮开，然后熄火。
4 再将三棱茯苓茶倒入杯中，稍微凉20分钟，待茶凉时即可饮用。

鱼腥草

[每日推荐食用量：10～30克]

别名：岑草、紫背鱼腥草、肺形草

性味：性寒，味辛

归经：归肺、膀胱、大肠经

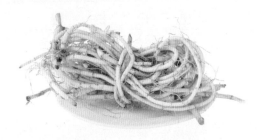

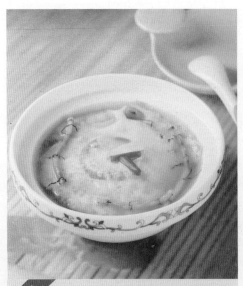

功效 本品清热解毒，能够在一定程度上降低乳腺癌患者体内的毒气，起到食疗作用。

抗 乳 腺 癌 原 理

鱼腥草中的有效成分为月桂醛、鱼腥草素、丁香烯等成分，还有有机酸、氨基酸、豆固醇、葵醛、葵酸等物质，具有清热解毒、抗癌抑癌、消肿止痛的功效，也具有一定的抗癌效用，可以用于乳腺癌患者术后的饮食调养。

使 用 提 醒

虚寒症及阴性外疡者忌服鱼腥草，而且鱼腥草多食损阳气、消精髓。

购 买 事 项

新鲜鱼腥草，以叶片茂盛、颜色翠绿、鱼腥气浓者为佳；干燥鱼腥草，则以无杂质、干燥无潮湿者为佳。

▌ 鱼腥草炖鸡蛋

原料 鱼腥草25克，鸡蛋1个，食用油适量

制作

1　洗净的鱼腥草切成段，备用。

2　炒锅注油烧热，打入鸡蛋，用小火煎1分钟至熟透，盛出荷包蛋。

3　砂锅注清水烧开，倒入鱼腥草段，搅拌匀，加盖烧开，用小火煮15分钟。

4　揭盖，倒入煎好的荷包蛋；盖上盖，用中火煮约5分钟至熟。

白花蛇舌草

[每日推荐食用量：10～20克]

别名：蛇舌草、羊须草、蛇总管

性味：性凉，味甘、淡

归经：归心、肝、脾、大肠经

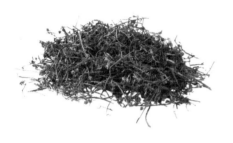

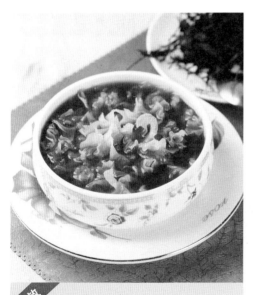

功效　本品清热解毒，利尿排水，适合乳腺癌患者在水肿的时候食用。

抗 乳 腺 癌 原 理

白花蛇舌草中含有蒽醌类、萜类、黄酮类、多糖类、白花蛇舌草素、氨基酸及挥发性成分，还含有微量元素、豆固醇、生物碱等，具有治疗各种癌症、子宫肌瘤、湿疹、肝炎等作用，对于乳腺癌、宫颈癌等实体瘤均有抑制作用，可加强吞噬细胞作用和增强人体免疫力。

使 用 提 醒

孕妇慎用白花蛇舌草。

购 买 事 项

好的白花蛇舌草，它的茎细高卷曲，质脆易折断；叶子为狭长线形，革质，多破碎。

▌银耳炖白花蛇舌草

原料　水发银耳45克，地榆20克，白花蛇舌草10克，阿胶12克

制作

1　洗净的银耳切除根部，改切小块。

2　砂锅注清水烧开，倒入地榆、白花蛇舌草，加盖烧开，转小火煮20分钟。

3　揭开盖，捞出药材；放入银耳，拌匀，倒入阿胶。

4　加盖，烧开后用小火煮约25分钟即可。

龟甲

[每日推荐食用量：9~25克]

别名：龟板、乌龟壳、乌龟板
性味：性寒，味甘
归经：归肾、肝、心经

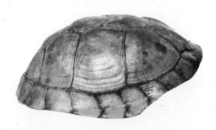

抗乳腺癌原理

龟甲中含天冬氨酸、苏氨酸、蛋氨酸、苯丙氨酸、亮氨酸等多种氨基酸，还含有约50%的碳酸钙，此外还含有脂肪及钙、磷、锶、锌、铜等多种常量及微量元素，具有解热、补血、镇静作用。龟甲胶有提升白细胞数量的作用，适用于毒热蕴结、气阴两虚的乳腺癌患者。

使用提醒

食少、泄泻、脾胃虚寒者及孕妇均不宜服用龟甲。

购买事项

好的龟甲外表面淡黄棕色至棕黑色，内表面黄白色至灰白色。

龟甲杜仲猪尾汤

原料 龟甲25克，炒杜仲30克，猪尾600克，盐4克

制作

1 猪尾剁段洗净，汆烫捞起，冲净。
2 龟甲、炒杜仲冲净。
3 将上述材料盛入炖锅，加6碗水以大火煮开，转小火炖40分钟，加盐调味即可。

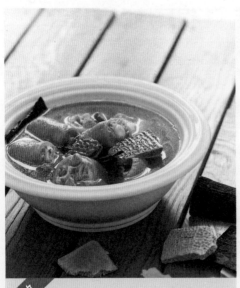

功效 本品益气补血，对于气虚的乳腺癌患者有食疗功效。

香附

[每日推荐食用量：6~10克]

别名：雀头香、香头草、香附米
性味：性平，味甘
归经：归肝、三焦经

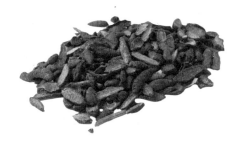

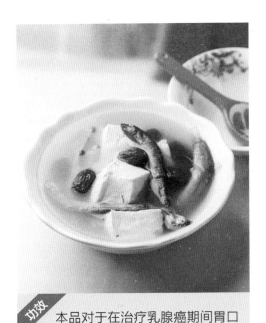

功效 本品对于在治疗乳腺癌期间胃口不好的患者有着开胃的作用。

抗乳腺癌原理

香附中含有的挥发油具有极微弱的雌激素样活性，不仅能够镇痛，还能抑制某些真菌，适合乳腺癌患者服用。香附还具有降气、理气、散结的功效，能调节乳腺癌患者气滞血瘀、长期情志不畅、肝郁气滞的症状，对于乳腺癌患者小腹作痛、乳房胀痛也有一定的缓解作用。

使用提醒

香附不宜过量或长期服用，易耗损气血，也不宜接触铁器。

购买事项

表面棕褐色或黑褐色、有不规则纵皱纹、个大、质坚实、香气浓者为佳。

香附泥鳅豆腐汤

原料 泥鳅300克，豆腐270克，红枣、香附各少许，盐2克，鸡粉2克

制作

1. 洗好的豆腐切小方块，备用。
2. 砂锅注清水烧热，倒入香附，加盖烧开，用小火煮20分钟后，滤入碗中。
3. 锅中注清水烧开，倒入泥鳅略煮，捞出沥干。
4. 砂锅注水烧热，倒入泥鳅、豆腐块、红枣，加盖烧开，用小火煮30分钟。
5. 揭开盖，倒入药汁，加入盐、鸡粉拌匀，煮至食材入味即可。

半枝莲

[每日推荐食用量：15～30克]

别名：并头草、牙刷草、挖耳草
性味：性寒，味辛、苦
归经：归肺、肝、肾经

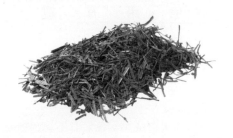

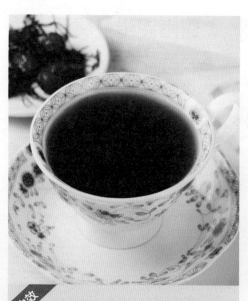

功效 本品清热解毒，能够有效帮助乳腺癌患者排出体内集聚的毒气。

抗 乳 腺 癌 原 理

半枝莲中含有黄酮类苷、甾体、酚类、鞣质、生物碱等有效成分，具有抗癌细胞、抑菌、消肿、清热解毒、活血化瘀的功效，适合乳腺炎和乳腺癌患者用于清热排脓、行气化瘀、防癌抗癌，同时，对于乳腺癌患者乳房皮肤水肿、局部红肿和充血都有一定的缓解作用。

使 用 提 醒

血虚者、孕妇不宜服用半枝莲。

购 买 事 项

好的半枝莲颜色呈暗紫色或棕绿色，质地光滑、柔软，折断面呈纤维状，有微弱的臭味，并且味道略微咸苦。

▌半枝莲排毒茶

原料 白花蛇舌草35克，半枝莲15克，蒲公英17克，红枣10克

制作

1. 砂锅中注入适量清水烧开，倒入洗好的白花蛇舌草。
2. 放入备好的半枝莲、蒲公英、红枣，搅拌匀。
3. 盖上盖，烧开后用小火煮约15分钟，揭开盖，捞出药材，关火后盛出药茶，滤入杯中即可。

山茱萸

[每日推荐食用量：6~12克]

别名：蜀枣、鼠矢、鸡足、山萸肉

性味：性微温，味酸

归经：归肝、肾经

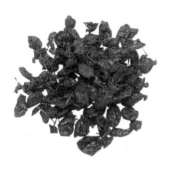

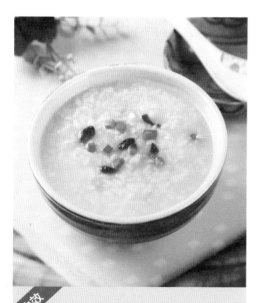

功效 本品有降低血糖的食疗功效，适合血糖较高的乳腺癌患者食用。

抗 乳 腺 癌 原 理

山茱萸可补充人体气血不足，改善脏腑功能，扶助正气，能不同程度地调动机体的抗癌因素，这对预防和治疗乳腺癌均有积极作用。山茱萸还可有效增加人体白细胞，可以配合乳腺癌患者术后、放疗及化疗后使用。

使 用 提 醒

素有湿热、小便不利者不宜用本品；忌与桔梗、防风、防己同服。

购 买 事 项

挑选山茱萸的时候，以皮内肥厚、颜色鲜红、色泽油润、酸味浓、干燥无核、洁净者为佳。

▌山茱萸玉米粥

原料 玉米碴、山茱萸各10克，大米300克，葱花少许，盐1克

制作

1 砂锅中注入适量清水烧开，倒入大米、玉米碴，拌匀。
2 加盖，用大火煮开后转小火续煮40分钟至熟软。
3 揭盖，倒入山茱萸，拌匀，续煮15分钟至药材有效成分析出。
4 加入盐，拌匀；关火后盛出煮好的粥装碗；撒上葱花即可。

补骨脂

[每日推荐食用量：6~15克]

别名：胡韭子、婆固脂、破故纸

性味：性温，味辛

归经：归肾、心包、脾、胃、肺经

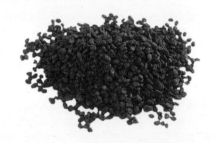

抗乳腺癌原理

补骨脂中含有的补骨脂素不仅能杀伤白血病细胞，抑制癌细胞增生，还可以升高白细胞，增加红细胞，提高机体免疫功能，刺激骨髓，有一定的抗乳腺癌作用，因此可用于乳腺癌的治疗。

使用提醒

尿血、大便干燥、小便短涩等症者不宜服用补骨脂。

购买事项

正常的补骨脂气微香，味苦。以粒大、色黑、饱满、坚实、无杂质者为佳；以粒小、杂质多、蓬松者为劣。

▌棒骨补骨脂莴笋汤

原料 猪棒骨170克，莴笋130克，补骨脂10克，姜片、葱段、草果各少许，盐、鸡粉各2克，料酒4毫升

制作

1　去皮洗净的莴笋切滚刀块，备用。

2　锅注水烧热，倒入猪棒骨，煮约2分钟，捞出沥干，待用。

3　砂锅注水烧热，倒入猪棒骨、补骨脂、姜片、葱段、草果、料酒，加盖烧开转小火煮1小时。

4　揭盖，加入莴笋、少许鸡粉、盐，拌匀，略煮片刻至食材入味即可。

功效　本品的钙含量较高，能够有效地补充乳腺癌患者在治疗期间流失的钙质。

何首乌

[每日推荐食用量：10～40克]

别名：地精、首乌、陈知白、马肝石
性味：性微温，味苦、甘、涩
归经：归肝、肾经

抗 乳 腺 癌 原 理

何首乌中的有效物质，不仅能增加机体的核酸含量，增强血液中的SOD活性，还可以增强乳腺癌患者的机体免疫力，刺激骨髓，增加红细胞和血红蛋白含量，对乳腺癌治疗有一定的作用。

使 用 提 醒

食积腹胀者、风寒感冒未愈者、高胆固醇患者不宜食用。

购 买 事 项

真品何首乌的最大特点为外表面、断面均带有红棕色，且断面有云锦状花纹。

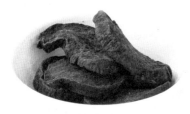

功效 本品对于气血两虚的乳腺癌患者，能够起补充血气的食疗作用。

何首乌黑豆桂圆煲鸡

原料 鸡肉块300克，水发黑豆80克，何首乌、桂圆肉各15克，高汤适量，盐2克

制作

1 锅中注水烧开，倒入鸡肉块煮2分钟，捞出，过冷水，待用。

2 砂锅中注高汤烧开，倒入鸡肉块、何首乌、桂圆肉、黑豆，搅拌均匀。

3 盖上盖，用大火烧开后转小火炖约2小时至食材熟透。

4 揭开盖，加入盐，拌匀调味。

蜂房

[每日推荐食用量：6～20克]

别名：野蜂窝、黄蜂窝、马蜂窝

性味：性平，味甘

归经：归胃经

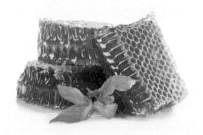

抗 乳 腺 癌 原 理

蜂房中含有挥发油（露蜂房油）、蜂蜡、树脂、蛋白质、铁、钙等，具有消炎止痛、解毒、生肌、定痛、养胃、润肺腑的作用，适用于乳腺癌患者乳头有溃疡、瘙痒、乳房胀痛、腹痛的症状，可以起到清热消炎的作用。

使 用 提 醒

气血虚弱者、肾功能差者慎用蜂房。

购 买 事 项

质量好的蜂房质量轻、质韧、略有弹性。

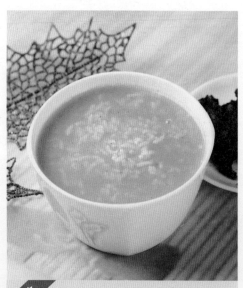

功效 本品不仅清热解毒，还能帮助乳腺癌患者提高治疗期间的免疫力。

▌ 蜂房粥

原料 蜂房20克，水发大米100克，蜂蜜适量

制作

1　砂锅注水烧开，倒入蜂房，加盖烧开后用小火煮约20分钟。

2　揭盖，捞出蜂房，倒入洗净的大米，搅拌均匀。

3　加盖，烧开后用小火煮约35分钟，至大米熟透。

4　揭开盖，搅拌均匀，关火将粥盛出，加入适量蜂蜜调味即可。

菟丝子

[每日推荐食用量：5~15克]

别名：豆寄生、无根草、黄丝
性味：性微温，味辛、甘
归经：归肝、肾、脾经

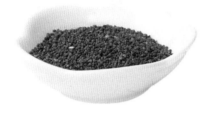

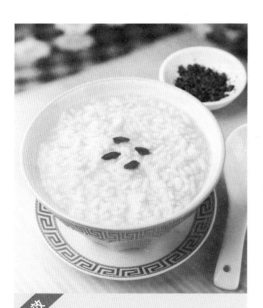

本品对于因肠胃不适而拉肚子的乳腺癌患者有止泻的食疗功效。

抗 乳 腺 癌 原 理

菟丝子不仅对肿瘤有一定的抑制作用，而且能调节机体的代谢，可以通过改善乳腺癌患者的代谢来改善患者的营养状况。此外，菟丝子还可以调节患者的性激素，可以有效调节患者体液及内分泌平衡。

使 用 提 醒

阴虚火旺、便秘、小便短赤、血崩、大便燥结者不宜服用菟丝子。

购 买 事 项

以颗粒饱满、无尘土、不易破碎、味道微苦及无杂质者为佳；以颗粒干瘪、容易破碎者为劣。

菟丝子粥

原料 水发大米150克，菟丝子12克，白糖适量

制作

1. 砂锅中注入适量清水烧热，倒入备好的菟丝子。
2. 盖上盖，用小火煮约30分钟，至其析出有效成分。
3. 揭盖，捞出药材，再倒入洗净的大米，搅拌匀。
4. 盖上盖，烧开后用小火煮约40分钟，至大米熟透。
5. 揭盖，加入适量白糖，拌匀，煮至白糖溶化即可。

女贞子

[每日推荐食用量：6～15克]

别名：女贞、女贞实、冬青子
性味：性平，味苦、甘
归经：归肝、肾经

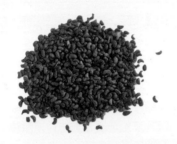

抗乳腺癌原理

针对乳腺癌患者的免疫力会下降这一现象，女贞子有增强细胞免疫及体液免疫的作用，因此适合乳腺癌患者服用。

使 用 提 醒

脾胃虚寒泄泻者、肾阳不足阳虚者不宜食用女贞子。

购 买 事 项

以粒大、饱满、色蓝黑、质坚实者为佳；以粒小、干瘪、松弛者为劣。

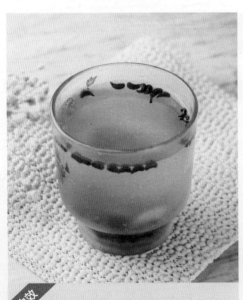

▌女贞子山楂茶

原料 山楂20克，女贞子8克

制作

1 砂锅中注入适量清水烧开，放入洗好的山楂、女贞子，搅拌匀。
2 盖上盖，煮沸后用小火煮约10分钟，至其析出有效成分。
3 揭盖，搅拌匀，转中火略煮片刻，关火后盛出煮好的药茶。
4 装入杯中，趁热饮用即可。

功效 本品对于肝、肾功能不佳的乳腺癌患者具有保肝护肾的功效。

皂角刺

[每日推荐食用量：3~10克]

别名：皂针、皂角针、皂荚刺
性味：性温，味辛，有小毒
归经：归肺、肝经

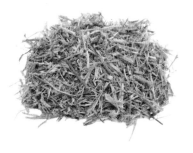

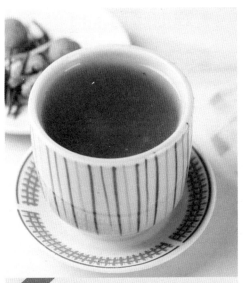

功效 本品具有活肤、养颜美容的功效，能够帮助乳腺癌患者在治疗期间起到护肤作用。

抗 乳 腺 癌 原 理

皂角刺中含黄酮苷、油酸、酚类、氨基酸、黄酮类化合物、无色花青素等，不仅抗菌、消炎，而且抗肿瘤、消肿排脓。实验研究证明，皂角刺对乳腺癌具有抑制作用，还能帮助患者缓解乳头溃疡、乳房红肿的症状。

使 用 提 醒

凡痈疽已溃者应慎重服用皂角刺；孕妇忌用皂角刺。

购 买 事 项

表面棕紫色，尖部红棕色，光滑或有细皱纹；质坚硬，难折断。以片薄、纯净、整齐者为佳。

▎无花果皂角刺饮

原料 无花果20克，皂角刺10克

制作

1　砂锅中注入适量清水烧开，倒入备好的无花果、皂角刺。
2　盖上盖，烧开后用小火煮约15分钟至药材析出有效成分。
3　揭开盖，搅拌均匀。
4　关火后盛出煮好的药茶即可。

鸡血藤

[每日推荐食用量：9~15克]

别名：血风藤、马鹿藤、紫梗藤
性味：性温，味苦、甘
归经：归肝、肾经

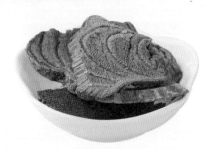

抗 乳 腺 癌 原 理

乳腺癌患者手术或放疗后，体内的白细胞含量会降低，而鸡血藤具有补血和活血作用，可以升高乳腺癌患者的白细胞数量，增加血小板数量，具有一定的防癌抗癌作用。因此，鸡血藤能在一定程度上辅助乳腺癌治疗。

使 用 提 醒

孕妇忌用鸡血藤。

购 买 事 项

好的鸡血藤表面灰棕色，质坚硬，难折断；次的鸡血藤表面颜色不均，质地松软，容易折断。

▍鸡血藤黄芪红枣汤

原料 鸡血藤15克，黄芪10克，红枣20克

制作

1 砂锅中注入适量清水烧开。
2 倒入备好的鸡血藤、黄芪、红枣。
3 加盖，煮20分钟至药材析出有效成分。
4 揭开盖，搅拌均匀。
5 把煮好的药汁盛出，装入碗中，待稍微放凉后即可饮用。

功效 本品中富含的营养素有益气补血的功效。

鹿角胶

[每日推荐食用量：2~20克]

别名：白胶、鹿胶
性味：性温，味甘、咸
归经：归肝、肾经

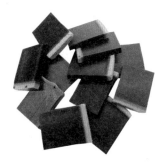

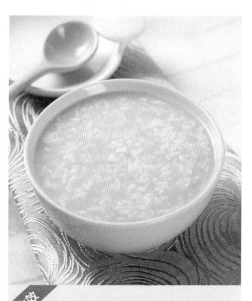

功效 本品补肝肾、益精养血，适合肾脏功能不好的乳腺癌患者食用。

抗 乳 腺 癌 原 理

鹿角胶中含有胶质、磷酸钙、碳酸钙、氮化物及氨基酸，如天冬氨酸、苏氨酸、丝氨酸、谷氨酸、苯丙氨酸、赖氨酸等，具有补血、益精的作用，还能够促进周围血液中的红细胞、白细胞、血小板量的增加。此外，还具有消炎、消肿、抗过敏的功效，适用于乳腺癌。

使 用 提 醒

外感或实热内盛者、糖尿病患者及过敏体质者慎用鹿角胶。

购 买 事 项

以切面整齐、平滑，棕黄色、半透明、无腥臭气者为佳。

鹿角胶粥

原料 粳米100克，鹿角胶20克，生姜片适量，盐适量

制作

1. 粳米淘洗干净，浸泡3小时，沥干水分，备用。
2. 锅置火上，在锅中加入清水适量，用大火煮沸，投入粳米、鹿角胶和生姜片，改用小火煎熬30分钟。
3. 加入适量的盐调味，拌匀即可。

黄精

[每日推荐食用量：9~15克]

别名：鸡头参、龙街、黄之、太阳草
性味：性平，味甘
归经：归脾、肺、肾经

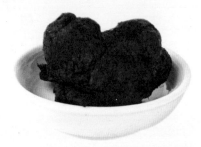

抗 乳 腺 癌 原 理

黄精属于益气养血、健脾和胃、滋补肝肾类的中药，可帮助抗肿瘤及提高机体的免疫功能，能够明显帮助减轻乳腺癌化疗所引起的消化道反应及骨髓抑制反应，还能减轻乳腺癌患者放疗过程中所出现的放射性皮炎等症状，适合乳腺癌患者服用。

使 用 提 醒

黄精性质滋腻，易助湿邪，因此脾虚、咳嗽及中寒泄泻者不宜服用。

购 买 事 项

以块大、色黄、断面透明、质润泽者为佳。

▌山楂黄精糙米饭

原料 水发大米、水发糙米各90克，山楂50克，黄精6克

制作

1　山楂切开去果核；黄精切小块。

2　砂锅注水烧开，放入切好的黄精，加盖煮沸后，用小火煮20分钟。

3　揭盖，滤取汁水装碗，加入糙米、大米，搅匀，待用。

4　取一个蒸碗，倒入拌好的食材，撒上切好的山楂。

5　蒸锅上火烧开，放入蒸碗，加盖，用中火蒸40分钟即可。

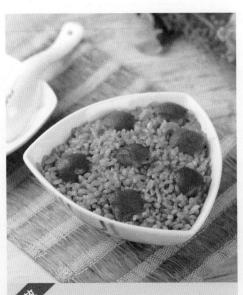

功效　本品富含纤维素，能帮助乳腺癌患者促进肠胃蠕动。

淫羊藿

[每日推荐食用量：6～10克]

别名：仙灵脾、三枝九叶草、羊合叶

性味：性温，味辛、甘

归经：归肝、肾经

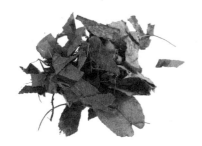

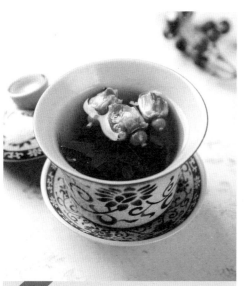

本品滋补肝肾，能够调节乳腺癌患者的激素分泌，有养颜美容的食疗功效。

抗 乳 腺 癌 原 理

淫羊藿对性激素有一定的调节作用，是滋补肝肾的中药材。乳腺癌患者多处于绝经前后，或因为接受内分泌治疗会有月经紊乱、易怒、失眠等症状，因此可以用淫羊藿来调节体液和内分泌，从而改善乳腺癌患者的上述症状。

使 用 提 醒

本品性较炽烈，能伤阴助火，因此阴虚火盛、五心烦热、多梦遗精、性欲亢进者忌用。

购 买 事 项

以梗少、叶多、色泽黄绿、不易破碎者为佳。

▌淫羊藿玫瑰花茶

原料 玫瑰花5克，淫羊藿3克

制作

1 取一个茶杯，放入准备好的淫羊藿、玫瑰花。
2 向茶杯中注入适量的开水。
3 盖上杯盖，让其浸泡约10分钟。
4 揭开杯盖，即可饮用。

半夏

[每日推荐食用量: 3~9克]

别名：法夏、清半夏、仙半夏
性味：性温，味辛
归经：归脾、胃经

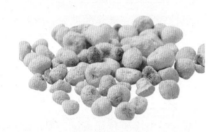

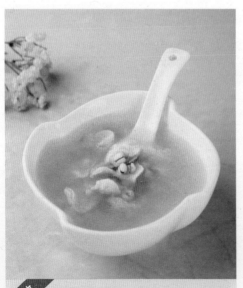

功效 本品燥湿化痰、降逆止呕，对癌细胞有抑制作用，适合乳腺癌患者化疗时食用。

抗 乳 腺 癌 原 理

痰是机体水液代谢所产生的病理产物，多是由脾虚运化失调导致的，乳腺癌患者常常会有肝郁不舒、压抑的症状，而半夏含β-谷固醇及其葡萄糖苷、辛辣醇类、三萜烯醇、胆碱和多种氨基酸、生物碱，具有软坚、化痰的功效，对乳腺癌有一定的抑制作用。

使 用 提 醒

一切血证及阴虚燥咳、津伤口渴者不宜食用。

购 买 事 项

以个大、皮净、色白、质地坚实、粉性足者为佳。

▌百合半夏薏米汤

原料 干百合10克，半夏8克，水发薏米100克，冰糖25克

制作

1. 砂锅注水烧开，倒入洗净的百合、半夏、薏米，搅拌匀。
2. 加盖，用小火煮30分钟，至材料熟透。
3. 揭开盖，倒入备好的冰糖；加盖煮至冰糖溶化。
4. 揭开盖子，搅拌片刻，使汤味道均匀即可盛出。

白英

[每日推荐食用量：2～5克]

别名：白毛藤、山甜菜、白草、白幕
性味：性平，味苦，有小毒
归经：归肝、胃经

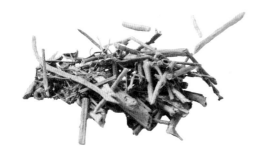

抗乳腺癌原理

白英中含有甾体皂苷类、茄碱等有效成分。动物实验结果表明，白英作为一种抗癌的中草药，适用于治疗肺癌、食道癌、胃癌、乳腺癌、前列腺癌等，对癌细胞具有抑制作用，此外，白英还有抗炎和抗过敏等作用。

使 用 提 醒

体虚无湿热者忌服白英。

购 买 事 项

好的白英茎质硬而脆，断面纤维生，髓部白色或中空；闻起来没有什么气味，味道略苦。

▌白英菊花茶

原料 白英5克，菊花6克，苦参7克

制作

1　砂锅中注入适量清水烧开，倒入备好的白英、菊花、苦参。

2　盖上盖，烧开后用小火煮约15分钟至药材析出有效成分。

3　关火后揭开盖，捞出砂锅中的药材。

4　盛出药茶，滤入杯中即可饮用。

功效 本品清热、明目，能帮助视力不好的乳腺癌患者护眼。

麦冬

[每日推荐食用量：5～20克]

别名：沿阶草、书带草、麦门冬
性味：性微寒，味甘、微苦
归经：归心、肺、胃经

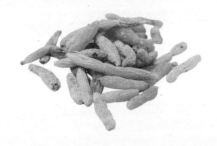

抗 乳 腺 癌 原 理

麦冬能使肿瘤细胞的cAMP（一种环状核苷酸）增加，cAMP对细胞有抑制细胞分裂、促进分化的作用。因此，凡能使细胞内cAMP含量升高的因素均能降低细胞的生长速度，抑制细胞的生殖，而促进细胞的分化。麦冬则通过提高肿瘤细胞的cAMP水平而发挥抗癌作用。

使 用 提 醒

麦冬不宜用于脾虚运化失调引起的水湿、寒湿、痰浊及气虚明显的病症。

购 买 事 项

表面呈黄白色或淡黄色、质地柔韧、断面呈半透明黄白色、气味略香者为佳。

麦冬烧黄瓜

原料 黄瓜150克，红椒块10克，麦冬、姜片、葱段各少许，白糖3克，盐2克，鸡粉2克，水淀粉、食用油各适量

制作

1 洗好的黄瓜切开，去瓤，再切片。

2 用油起锅，倒入姜片、葱段、麦冬。

3 放入黄瓜片、红椒块，翻炒匀。

4 加入盐、白糖、鸡粉、水淀粉，炒至食材入味即可。

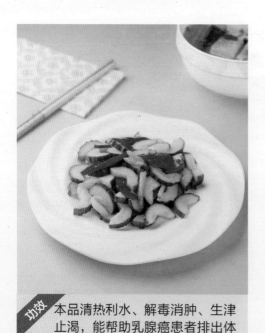

功效 本品清热利水、解毒消肿、生津止渴，能帮助乳腺癌患者排出体内多余水分。

莪术

[每日推荐食用量：6～9克]

别名：蓝心姜、黑心姜、姜七
性味：性温，味苦、辛
归经：归肝、脾经

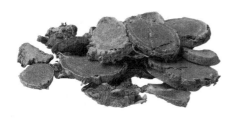

抗 乳 腺 癌 原 理

莪术根茎中含有挥发油，其主要成分是姜黄、芳姜黄酮、莪术二酮、莪术烯醇、异莪术烯醇、松油烯、姜黄烯等成分。莪术油对肝癌细胞等多种瘤株的生长有明显抑制和破坏作用，还具有抗炎、消痈消肿、行气的作用，适用于乳腺癌患者，尤其是炎性乳腺癌患者。

使 用 提 醒

气血两虚、脾胃虚弱、无积滞者慎服；孕妇忌服。

购 买 事 项

以个体均匀、质地坚实、断面灰褐色者为佳。

莪术猪心汤

原料 猪心300克，莪术、姜片各少许，盐、鸡粉各2克，料酒5毫升

制作

1 猪心切薄片；锅中注水烧开，放入猪心片；淋入料酒，煮1分钟，捞出沥干。
2 砂锅注水烧开，倒入莪术、姜片、猪心，淋入少许料酒。
3 加盖，烧开后用小火煮约40分钟至食材熟透。
4 揭开盖，加入盐、鸡粉，搅拌匀，续煮片刻至食材入味。

功效 本品能增强免疫力，可以帮助体质虚弱的乳腺癌患者强身健体。

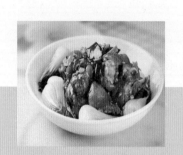

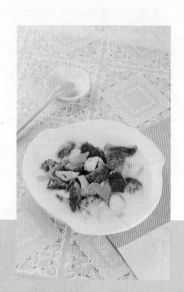

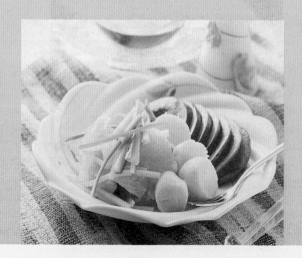

第七章

可有效防治乳腺癌的食材

健康合理的饮食是促进健康的重要条件，尤其对于乳腺癌患者来说，良好的饮食习惯和饮食结构更是十分重要的，那么应该选择什么样的食物才能够有效防治乳腺癌呢？本章为您介绍了很多种能够有效防治乳腺癌的健康食材，为患者的健康提供了正确合理的饮食参考。

大白菜

最佳食用方法：煮、炒

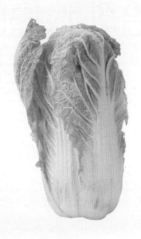

抗乳腺癌原理

大白菜中含有活性成分吲哚-3-甲醇，实验研究表明，这种物质能够帮助体内分解与乳腺癌发生相关的雌激素，这是常吃白菜的亚洲女性患乳腺癌概率较低的原因之一。此外，白菜中还含微量元素硒和钼，这两种物质均有较强的防癌作用。

【最宜搭配】

大白菜+猪肉 补充营养、通便	大白菜+鲤鱼 改善妊娠水肿
大白菜+口蘑 防癌抗癌	

【禁忌搭配】

大白菜+兔肉 易导致呕吐或腹泻	大白菜+黄瓜 降低营养价值

▋口蘑烧白菜

原料 口蘑90克，大白菜80克，红椒40克，姜片、蒜末、葱段各少许，盐3克，鸡粉2克，生抽2毫升

制作

1　口蘑洗净切片；洗好的大白菜切块；红椒对半切开，再切成小块。

2　口蘑、大白菜、红椒入沸水锅中，入少许鸡粉、盐，煮至断生，捞出，沥干水分。

3　姜片、蒜末、葱段入油锅爆香，入少许生抽，炒熟口蘑、大白菜、红椒即可。

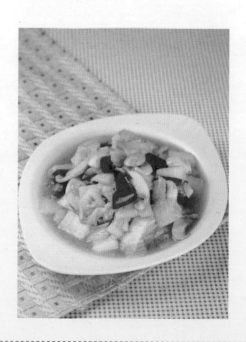

芥菜

最佳食用方法：煮、炒

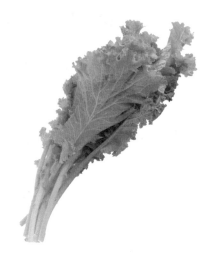

抗 乳 腺 癌 原 理

芥菜中含有丰富的食物纤维，能够帮助促进结肠蠕动，缩短粪便在结肠中的停留时间，稀释毒物，降低致癌因子浓度，从而发挥防癌的作用。芥菜可用于防治多种癌症，包括结肠癌、乳腺癌、肝癌，因此，乳腺癌患者可经常食用。

【最 宜 搭配】

芥菜+冬笋 可减肥、延缓衰老	芥菜+鸭肉 可滋阴宣肺

【禁 忌 搭配】

芥菜+鳖鱼 会引发水肿	芥菜+鲫鱼 会引发水肿

▌蒜蓉芥菜

原料 芥菜400克，大蒜20克，姜末2克，精盐、鸡精各适量

制作

1 将芥菜洗净，切成小段；大蒜洗净拍碎后剁成蓉，备用。
2 将炒锅置火上，放油烧热，加姜末炸香，再将芥菜、蒜蓉放入锅中煸炒。
3 加入适量的精盐、鸡精，炒至入味即可装盘。

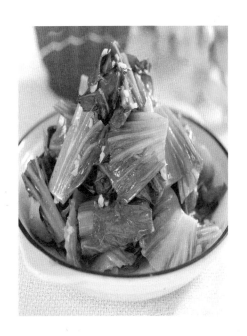

176

荠菜

最佳食用方法：煮、炒

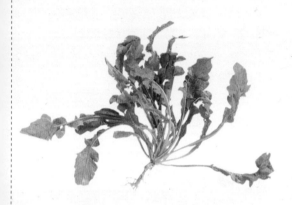

▌荠菜粥

原料 鲜荠菜90克，粳米100克，盐适量

制作

1 将鲜荠菜择洗干净，切成2厘米长的节。
2 将粳米淘洗干净，放入锅内，煮至将熟。
3 把切好的荠菜放入锅内，用小火煮至熟，以盐调味即可。

抗乳腺癌原理

荠菜所含的营养素比较全面，包括蛋白质、钙、维生素C，也含有一定量硫胺素、胡萝卜素、核黄素等，有动物实验研究结果表明，荠菜适用于肠癌、乳腺癌的防治及病后体虚、慢性胃炎、胃下垂等病症的调养，因此乳腺癌患者可以适量多食用荠菜。

【最 宜 搭配】

荠菜+粳米 健脾养胃	荠菜+鸡蛋 缓解眩晕头痛
荠菜+黄鱼 利尿止血	

【禁 忌 搭配】

荠菜+山楂 容易引起腹泻	荠菜+鸭梨 引起呕吐

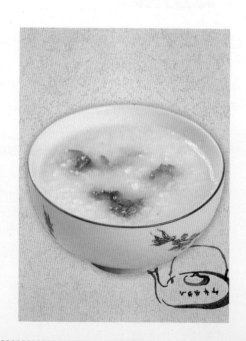

豌豆苗

最佳食用方法：煮、炒

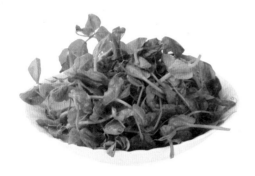

抗 乳 腺 癌 原 理

豌豆中含有止杈酸、赤霉素和植物凝素等物质，具有抗菌消炎、增强新陈代谢的功能。此外，豌豆苗中还富含胡萝卜素，食用后可防止人体致癌物质的合成，从而减少癌细胞的形成，降低人体癌症的发病率，由于豌豆苗中富含优质蛋白，可提高机体的抗病能力和康复能力，所以尤其适宜乳腺癌患者食用。

【最 宜 搭配】

豌豆苗+猪肉 预防糖尿病	豌豆苗+大蒜 杀菌、提高免疫力

【禁 忌 搭配】

豌豆苗+花生 同食会导致胃胀气	

▌蒜蓉豌豆苗

原料 豌豆苗200克，蒜末适量，盐、鸡粉各2克

制作

1 锅中注入适量的食用油，油锅烧热，然后倒入蒜末，大火爆香，再入洗净的豌豆苗，反复翻炒，至豌豆苗熟软。
2 再加入适量盐、鸡粉。
3 快速炒匀调味即可。

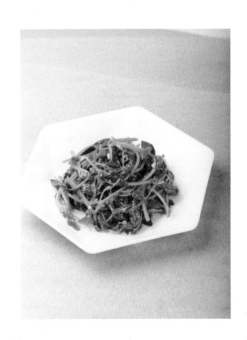

大蒜

最佳食用方法：炒、凉拌

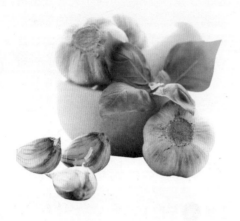

大蒜白及煮鲤鱼

原料 鲤鱼1条，大蒜30克，白及15克，盐适量

制作

1 将鲤鱼去鳞、鳃及内脏，收拾干净，切成段，洗净，备用。

2 将大蒜去皮，用清水洗净，备用。

3 将白及洗净，备用。

4 锅洗净，置于火上，将鲤鱼、大蒜、白及一起放入锅内，加入适量的清水，大火煮沸后改小火蒸煮至肉烂，再加盐调味即可。

抗 乳 腺 癌 原 理

大蒜具有防癌抗癌的功效。大蒜中富含的大蒜素和微量元素硒，可降低女性罹患乳腺癌的风险。大蒜对乳腺癌的预防作用还表现在大蒜有较强的抗氧化作用，可有效清除活性氧自由基，保护生物膜结构的完整，防止细胞和组织的癌变。

【最 宜 搭配】

蒜＋醋 治疗痢疾、肠炎	蒜＋洋葱 增强人体免疫力
蒜＋鲤鱼 清热解毒	

【禁 忌 搭配】

蒜＋羊肉 导致体内燥热	蒜＋芒果 导致肠胃不适

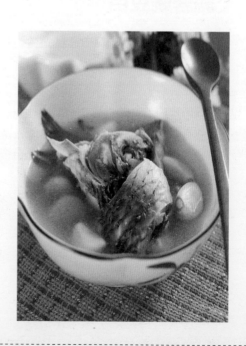

黄花菜

最佳食用方法：凉拌、炒

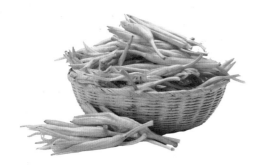

抗 乳 腺 癌 原 理

黄花菜的营养丰富，含有糖类、蛋白质、维生素、无机盐及多种人体必需的氨基酸。实验研究表明，黄花菜中含有的秋水仙碱对细胞有丝分裂有明显的抑制作用，能抑制癌细胞的增长，在临床上对于乳腺癌有很好的抑制作用。

【最宜搭配】

黄花菜＋猪肉 滋补气血	黄花菜＋鸡蛋 清热、解毒
黄花菜＋海带丝 抗癌防癌	

【禁忌搭配】

黄花菜＋驴肉 同食会引起呕吐	黄花菜＋红霉素 降低药物效果

▌黄花菜拌海带丝

原料 黄花菜、海带各80克，彩椒丝50克，蒜末、葱花各少许，盐3克，鸡粉2克，白醋2毫升

制作

1 海带洗净，切丝，入沸水中氽烫，捞出；洗净的黄花菜入沸水中氽烫，捞出。
2 彩椒丝入沸水中煮熟，加1克盐，搅匀，捞出。
3 将海带丝、黄花菜、彩椒丝加蒜末、葱花及2克盐，2克鸡粉拌匀，淋上少许白醋，略微搅拌一下即可。

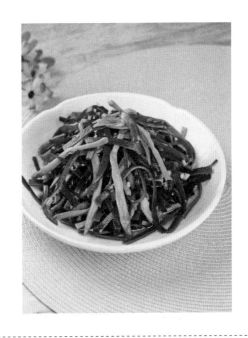

180

西蓝花

最佳食用方法：炒、煮

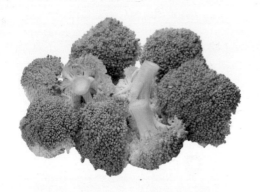

抗 乳 腺 癌 原 理

西蓝花可以给人体补充一定量的硒和维生素C，同时也能提供丰富的胡萝卜素，长期食用可起到防癌抗癌的作用。菜花内有多种吲哚衍生物，此化合物有降低人体内雌激素水平的作用，可预防乳腺癌的发生。

【最宜搭配】

西蓝花+胡萝卜 预防消化系统疾病	西蓝花+西红柿 防癌抗癌
西蓝花+枸杞 有利于营养吸收	

【禁忌搭配】

西蓝花+牛奶 影响钙质的吸收	西蓝花+土豆 影响消化

▌椰香西蓝花

原料 西蓝花200克，草菇100克，香肠120克，椰汁50毫升，胡萝卜片、姜片、葱段各少许，盐3克，鸡粉2克

制作

1. 西蓝花洗净，切成小朵；草菇洗净，对半切；香肠洗净，切片。
2. 草菇和西蓝花入沸水中煮至断生，调入盐，捞出。
3. 胡萝卜片、姜片、葱段用大火爆香，入香肠、草菇、西蓝花翻炒出香味，倒入椰汁，搅拌匀，加入盐、鸡粉即可。

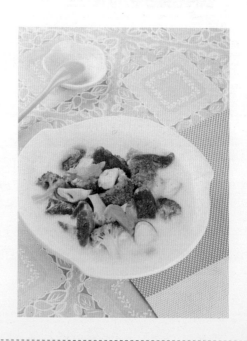

花菜

最佳食用方法：炒、炖

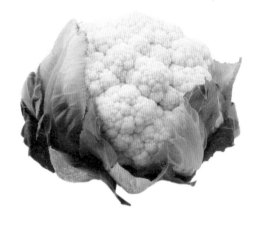

抗 乳 腺 癌 原 理

实验研究发现，花菜的主要成分有抗癌作用，花菜中含有"索弗拉芬"，能刺激细胞制造对机体有益的保护酶－Ⅱ型酶，这种有非常强的抗癌活性酶，可使细胞形成对抗外来致癌物侵蚀的膜，对防治癌症有积极的作用，长期食用可以减少乳腺癌的发病概率。

【最宜搭配】

花菜＋蚝油 健脾开胃	花菜＋辣椒 防癌抗癌
花菜＋青椒 补血养颜	

【禁忌搭配】

花菜＋猪肝 阻碍营养物质吸收	花菜＋牛奶 降低营养

糖醋花菜

原料 花菜350克，红椒35克，蒜末、葱段各少许，番茄汁25毫升，盐3克，白糖4克

制作

1 花菜洗净，切成小块；红椒洗净，切开去籽，切成小块。

2 锅中加水烧开，放入切好的花菜和红椒块稍煮，捞起。

3 蒜末、葱段入油锅爆香，倒入花菜、红椒块、番茄汁、白糖，搅拌匀，至糖分溶化，加入适量盐，炒匀即可。

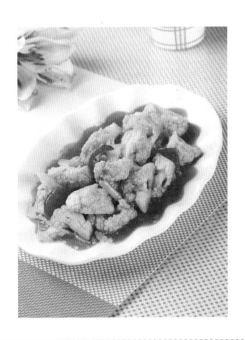

马蹄

最佳食用方法：煮、炒

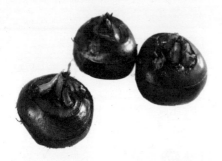

马蹄中含有一种叫马蹄英的抗癌物质，对常见的恶性肿瘤有一定防治作用，尤其是对肺部、食道、乳腺的癌肿更有益处。马蹄对阴虚火旺或肿瘤放疗后热毒明显的肿瘤患者作用显著，因而马蹄制剂可用于处理乳腺癌患者放疗中或放疗后的胸中烦热等症状。

【最 宜 搭配】

马蹄＋核桃仁 有利于消化	马蹄＋香菇 补气强身
马蹄＋黑木耳 补气强身	

【禁 忌 搭配】

马蹄＋香蕉 导致体寒	马蹄＋鹿肉 损伤元气

▌脆炒马蹄

原料 马蹄100克，木耳50克，彩椒40克，蒜末、葱段各少许，盐、鸡粉、蚝油各适量

制作

1 马蹄去皮，洗净，切片；彩椒和木耳洗净，切小块。

2 锅中注水烧开，加盐，入马蹄、彩椒、木耳，煮至食材断生，然后捞出。

3 油锅烧热，倒入蒜末、葱段爆香，倒入煮好的食材略炒片刻，入蚝油、鸡粉炒匀，加盐调味即可。

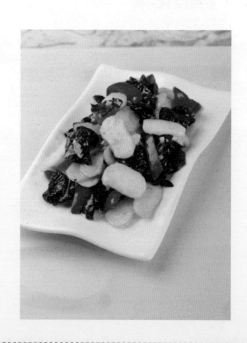

苦瓜

最佳食用方法：炒、煮

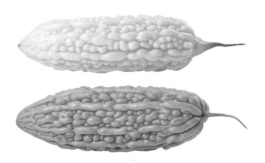

抗 乳 腺 癌 原 理

苦瓜中所含的维生素B$_{17}$主要成分是氰化物、苯甲醛、葡萄糖，对于正常的人体细胞不起破坏的作用，但是对于癌细胞却能产生较强的杀伤力。实验研究表明，苦瓜中所含的苦味素可防止癌细胞的生长和扩散，乳腺癌患者可以经常食用苦瓜。

【 最 宜 搭配 】

苦瓜 + 辣椒 排毒瘦身	苦瓜 + 鸡蛋 对牙齿的健康有益
苦瓜 + 猪肝 清热解毒	

【 禁 忌 搭配 】

苦瓜 + 黄瓜 降低营养价值	苦瓜 + 牛奶 不利于营养的吸收

▌蒜片苦瓜

原料 苦瓜200克，大蒜25克，红椒圈10克，盐2克，鸡精、白糖、蚝油、水淀粉各适量

制作

1 苦瓜洗净，切成小块，汆水；去皮洗净的大蒜切成片。

2 用油起锅，放入蒜片、红椒圈，大火爆香，入苦瓜片翻炒。

3 最后加入盐、鸡精、白糖、蚝油、水淀粉炒熟即可。

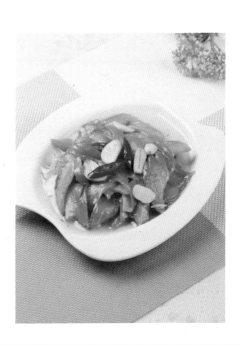

南瓜

最佳食用方法：炒、煮、蒸

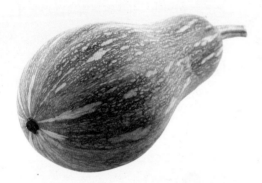

南瓜中含有的β-胡萝卜素能够使致癌因子活性氧丧失毒性，从而防止癌细胞的生成，而且南瓜中含有的丰富的维生素C和维生素E也具有很强的抗氧化作用，此外还含有硒、甘露醇、酵素、黄体素等防癌抗癌的元素，对于乳腺癌等癌症都具有良好的抑制作用。

【最 宜 搭配】

南瓜＋牛肉 补脾健胃	南瓜＋莲子 降低血压

【禁 忌 搭配】

南瓜＋羊肉 发生黄疸和脚气	南瓜＋红薯 引起腹胀腹痛

▌胡萝卜南瓜粥

原料 水发大米50克，南瓜90克，胡萝卜60克，盐适量

制作

1 将洗好的胡萝卜切成粒；将洗净去皮的南瓜切成粒。

2 砂锅中加入适量清水烧开，倒入洗净的水发大米，拌匀，放入切好的南瓜粒、胡萝卜粒，搅拌片刻。

3 盖上锅盖，烧开后用小火煮约40分钟至食材熟软，加少许盐调味，持续搅拌一会儿，关火后盛入碗中即可。

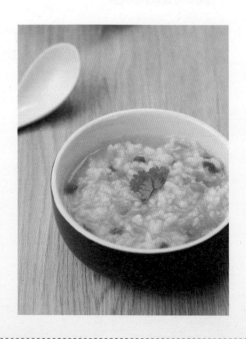

洋葱

最佳食用方法：炒、煮

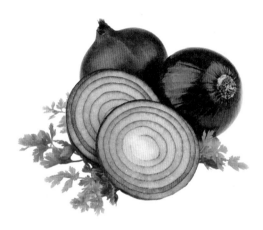

实验研究表明，洋葱中含栎皮黄素，有阻止癌细胞生长的功能，此外，洋葱中还含有一种叫硒的抗氧化剂，使人体产生大量的谷胱甘肽，能让癌症发生率大大下降。洋葱有解表通阳，解药毒和鱼肉毒之效，其所含的硫化物、微量元素硒等，能抑制乳腺癌的发生。

【最 宜 搭配】

洋葱 + 火腿 防止有害物质的生成	洋葱 + 大蒜 防癌抗癌
洋葱 + 黄豆芽 杀菌、抗癌	

【禁 忌 搭配】

洋葱 + 蜂蜜 伤害眼睛	洋葱 + 海带 易形成结石

豆芽炒洋葱

原料 黄豆芽、洋葱各90克，胡萝卜40克，蒜末、葱花各少许，盐、鸡精各2克，生抽适量

制作

1 洋葱洗净，切丝；胡萝卜去皮洗好，切丝。

2 锅中注水烧开，入黄豆芽、胡萝卜煮至断生，再入洋葱，煮熟，捞出，备用。

3 油锅加热，加入蒜末、葱花爆香，加入所有食材翻炒，入盐、鸡精、生抽，再炒匀即可。

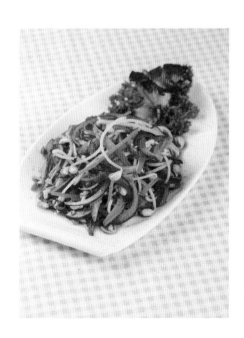

芦笋

最佳食用方法：炒、煮

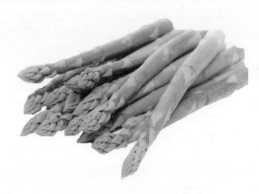

抗乳腺癌原理

芦笋中含有的微量元素硒具有防癌的功效，而且芦笋中富含组蛋白，它对于已变异的细胞有修复作用，能够有效地控制癌细胞生长，防止癌细胞扩散。此外，芦笋中含有的膳食纤维、维生素C和多种黄酮类物质都能够防癌抗癌，适合乳腺癌患者食用。

【最 宜 搭配】

芦笋+黄花菜 养血、止血	芦笋+沙拉酱 消除疲劳
芦笋+枸杞 预防癌症	

【禁 忌 搭配】

芦笋+羊肉 导致腹痛	芦笋+巴豆 导致腹泻

▋清炒芦笋

原料 芦笋350克，枸杞少许，盐3克，鸡精2克，醋5毫升

制作

1 将芦笋洗净，沥干水分，切去老根，备用；枸杞洗净。

2 炒锅加入适量油，烧至七成热，然后放入芦笋，反复翻炒，放入适量醋炒匀。

3 最后调入适量的盐和鸡精，炒入味后即可装盘，撒上枸杞即可。

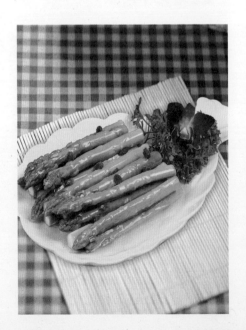

胡萝卜

最佳食用方法：炒、煮

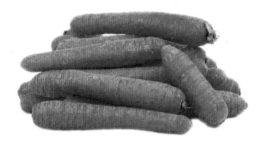

抗 乳 腺 癌 原 理

胡萝卜中含有丰富的胡萝卜素，而胡萝卜素被摄入人体后能转化成维生素A，维生素A能刺激肌体免疫系统，调动肌体的抗癌能力，同时又能够影响致癌物质的代谢，与致癌物质有生物对抗作用，适宜乳腺癌的防治。

【最 宜 搭配】

胡萝卜+甘蔗 养心润肺	胡萝卜+猪心 缓解神经衰弱
胡萝卜+口蘑 增强免疫力	

【禁 忌 搭配】

胡萝卜+白萝卜 降低营养价值	胡萝卜+酒 损害肝脏

▌胡萝卜炒口蘑

原料 胡萝卜120克，口蘑100克，姜片、蒜末、葱段各少许，盐、鸡精各2克，料酒、生抽各3毫升，水淀粉适量

制作

1. 将口蘑洗净，切片，氽水；胡萝卜洗净，去皮，切斜刀片，氽水。
2. 用油起锅，放入姜片、蒜末、葱段爆香，倒入焯煮过的食材翻炒几下，淋入料酒、生抽炒香。
3. 转小火，加入盐、鸡精，翻炒至食材入味，用水淀粉勾芡即可。

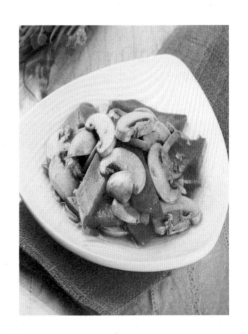

黑木耳

最佳食用方法：炖、炒

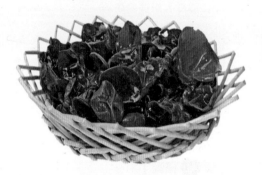

抗 乳 腺 癌 原 理

黑木耳除了含有维生素B_1、维生素B_2、维生素C、胡萝卜素等人体所必需的营养成分外，还含有卵磷脂、脑磷脂、鞘磷脂及麦角甾醇等。此外，黑木耳中还含有抗肿瘤活性物质，能增强机体免疫力，经常食用可防癌抗癌，适合乳腺癌患者食用。

【最 宜 搭配】

黑木耳＋青笋 补血	黑木耳＋豆角 防治高血压

【禁 忌 搭配】

黑木耳＋田螺 不利于消化	黑木耳＋茶 不利于铁的吸收

▌小炒黑木耳丝

原料 水发黑木耳150克，红椒15克，姜片、蒜末、葱白各少许，豆瓣酱10克，盐、鸡精、料酒各适量

制作

1 黑木耳洗净，切丝；红椒切开，洗净，去籽，切丝；葱白洗净，切丝。

2 锅中注水烧开，放入少许食用油，倒入木耳丝稍煮，捞出。

3 蒜末、姜片、红椒入锅爆香，再加入木耳丝、豆瓣酱、盐、鸡精、料酒，翻炒至熟即可。

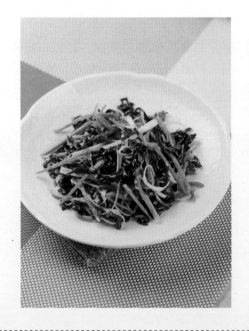

茶树菇

最佳食用方法：炒、煮

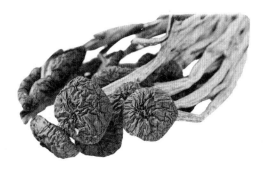

抗 乳 腺 癌 原 理

茶树菇是一种高蛋白，低脂肪，无污染，无药害，集营养、保健、理疗于一身的纯天然食用菌。现代医学研究表明，茶树菇含有抗癌多糖，其提取物对癌症的抑制率高达80%～90%，具有很好的抗癌作用，乳腺癌患者适量食用对身体有益。

【最 宜 搭配】

茶树菇+猪骨 增强免疫力	茶树菇+玉米 滋补润肠
茶树菇+黑豆 促进营养吸收	

【禁 忌 搭配】

茶树菇+酒 容易中毒	茶树菇+鹌鹑 降低营养价值

▌茶树菇炒腊肉

原料 茶树菇、蒜苗段各80克，腊肉160克，红椒块45克，姜末、蒜末、葱段各少许，盐、鸡精各2克，料酒、生抽、水淀粉各4毫升

制作

1. 将茶树菇洗净，切段，焯烫；腊肉洗净，切薄片，余熟。
2. 炒锅加油烧热，入腊肉炒香，再入姜末、蒜末、葱段炒匀，倒入茶树菇、蒜苗、红椒，淋料酒炒匀。
3. 加入生抽、盐、鸡精炒匀，用水淀粉勾芡即可。

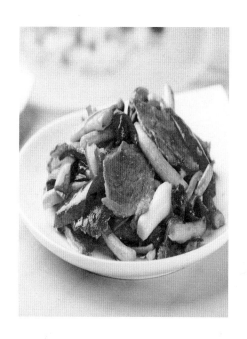

香菇

最佳食用方法：炖、炒

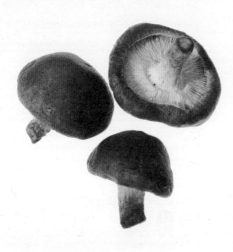

抗 乳 腺 癌 原 理

香菇味甘、性平，具有健脾和胃、理气化痰、止血、抗肿瘤的功效，适用于胃炎、食欲减退、大便秘结、坏血症、肿瘤等症。香菇中的香菇多糖是有效的抗癌物质，其对肿瘤的抑制率可达70%，乳腺癌患者可以多食用香菇。

【最 宜 搭配】

香菇＋牛肉 补气养血	香菇＋猪肉 促进消化
香菇＋木瓜 减脂降压	

【禁 忌 搭配】

香菇＋鹌鹑 易生黑斑	香菇＋野鸡 引发痔疮

▌香菇炖猪蹄

原料 猪蹄块280克，油菜100克，鲜香菇60克，姜片、蒜末、葱段各少许，盐3克，酱油适量

制作

1 香菇洗净，去蒂，切块；油菜洗净，对半切开。

2 油菜入沸水中氽烫，加少许油，捞出；猪蹄块入沸水中，煮至沸，捞出。

3 姜片、蒜末、葱段爆香，入猪蹄和香菇，加盐、酱油、水炖煮至熟，加入油菜稍煮即可。

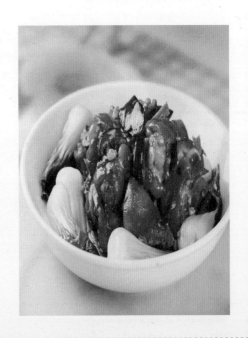

猴头菇

最佳食用方法：煮、炖

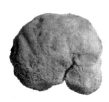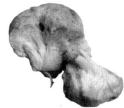

抗乳腺癌原理

猴头菇所含的多糖类及多肽类能够有效地抑制癌细胞的生长和繁殖。临床上对乳腺癌应用的抗癌化疗药物一般有较大的毒性反应，从猴头菇中研制出来的猴头菌片，是一种新型的抗癌制剂，没有不良反应，还能够增强患者的食欲，有养脾胃、助消化的功效。

【最 宜 搭配】

猴头菇＋银耳 有助睡眠	猴头菇＋猪蹄 祛湿养胃
猴头菇＋黄芪 滋补身体	猴头菇＋冬瓜 滋养脾胃

【禁 忌 搭配】

猴头菇＋野鸡肉 引起胃出血	

▌猴头菇冬瓜汤

原料 猴头菇、猪瘦肉各200克，冬瓜80克，葱花少许，盐、食用油各适量

制作

1 猴头菇洗净，浸泡至软，切片，备用。
2 冬瓜去皮去籽，洗净，切小块；猪瘦肉洗净，切片。
3 所有材料一起入锅，加水，大火煮沸，加入少许食用油煮熟。
4 加入适量的盐，撒上葱花即可。

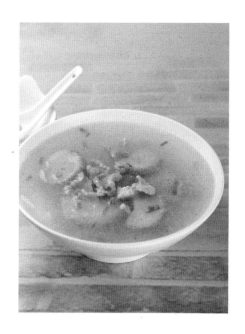

豆腐

最佳食用方法：炖、炒、煮

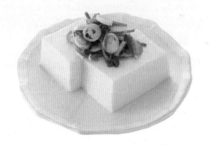

抗乳腺癌原理

豆腐中含有较为丰富的营养物质，能够很好地预防乳腺癌。相关研究表明，经常食用豆腐的女性患有乳腺癌的风险较低，因为大豆中所含的异黄酮的化合物具有雌性激素的作用，所以常食用豆腐具有很好的预防乳腺癌的作用。

【最 宜 搭配】

豆腐+鱼 可以补充钙	豆腐+西红柿 可补脾健胃
豆腐+香菇 养胃滋补	

【禁 忌 搭配】

豆腐+蜂蜜 引起腹泻	豆腐+鸡蛋 影响蛋白质的吸收

▎香菇炖豆腐

原料 鲜香菇60克，豆腐200克，姜片、葱段各少许，盐2克，白糖4克，蚝油10毫升

制作

1 豆腐洗净，切块，余水；香菇洗净，切片，入沸水中煮1分钟，捞出，备用。

2 用油起锅，放入姜片、葱段爆香，入香菇翻炒匀，入豆腐，加少许水，稍煮。

3 最后入盐、白糖、蚝油煮熟，撒上葱段即可。

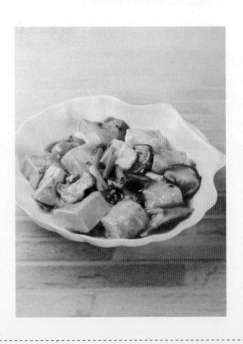

黑豆

最佳食用方法：榨豆浆、煮

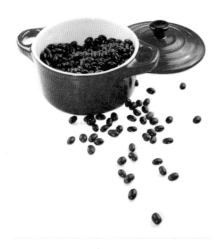

抗乳腺癌原理

黑豆性味甘平，具有祛风除湿、调中下气、活血、解毒、利尿、明目等功效，常吃黑豆能够帮助净化血液，燃烧体内多余的脂肪，强化肝脏的功能，改善畏寒等症。黑豆中含有丰富的维生素E，能清除体内的自由基，对于预防癌症、动脉硬化、糖尿病等也有良好的功效，乳腺癌患者可以适量食用。

【最 宜 搭配】

黑豆＋牛奶 有利于吸收维生素	黑豆＋芝麻 抗癌防癌

【禁 忌 搭配】

黑豆＋茄子 影响营养吸收	黑豆＋蓖麻子 对身体不利

▌黑豆芝麻豆浆

原料 黑豆110克，花生米100克，黑芝麻20克，白糖20克

制作

1. 取榨汁机，选择搅拌刀座组合，注入适量清水，放入洗净的黑豆、黑芝麻、花生米榨成细末状，用滤网滤取豆汁。
2. 汤锅置旺火上，倒入榨好的生豆浆，用大火煮约5分钟，至汁水沸腾。
3. 掠去浮沫，撒上适量白糖，搅拌匀，续煮至糖分完全溶化。

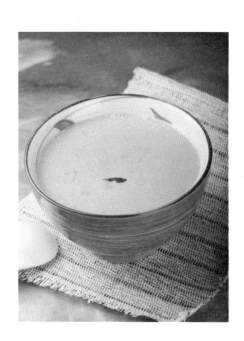

黄豆

最佳食用方法：煮、做豆浆

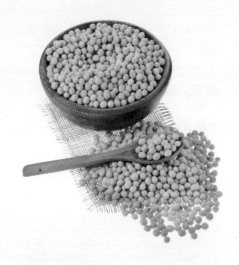

▌茄汁黄豆

原料 黄豆150克，西红柿95克，香菜、番茄酱各12克，蒜末、盐、白糖各4克，生抽4毫升

制作

1. 将西红柿洗净，切丁；黄豆洗净，泡发；香菜洗净，切末。
2. 锅中加水烧开，入黄豆、盐，煮1分钟后捞出黄豆，沥干水分，待用。
3. 蒜末入油锅爆香，入西红柿、黄豆炒匀，再加少许清水，放盐。
4. 放入生抽、番茄酱、白糖，炒匀调味，撒香菜末即可。

抗 乳 腺 癌 原 理

实验研究表明，黄豆中至少含有五种已知的抗癌物质，能够在一定程度上防止与激素有关的癌症发生，对乳腺癌有一定的预防作用。黄豆中还含有植物脂醇类、皂角苷等强有力的抗癌物质。因此，乳腺癌患者可适量摄入黄豆，对控制病情有一定的作用。

【最 宜 搭配】

黄豆+花生 丰胸补乳	黄豆+牛蹄筋 预防颈椎病
黄豆+香菜 健脾宽中	

【禁 忌 搭配】

黄豆+虾皮 影响钙的消化吸收	黄豆+核桃 导致腹胀

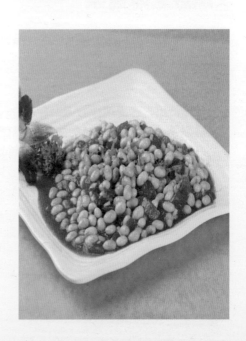

燕麦

最佳食用方法：煮、炒

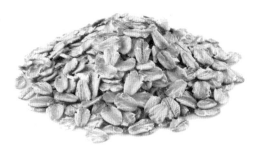

【最 宜 搭配】

燕麦+百合 润肺止咳	燕麦+牛奶 滋养肌肤

【禁 忌 搭配】

燕麦+红薯 导致胃痉挛	燕麦+菠菜 影响钙的吸收

▌奶香燕麦粥

原料 燕麦片75克，松仁20克，配方奶粉30克，白糖适量

制作

1. 汤锅中加适量清水，用大火烧开，倒入准备好的燕麦片，再放入适量松仁。
2. 用锅勺搅拌均匀，盖上盖，用小火煮30分钟至食材熟烂。
3. 揭盖，放入适量配方奶粉，搅拌均匀，用大火煮开，加入适量白糖即可。

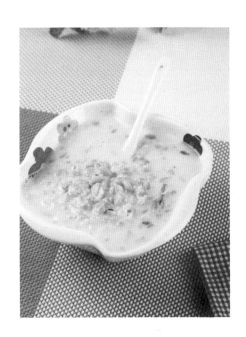

葡萄柚

最佳食用方法：生吃、做沙拉

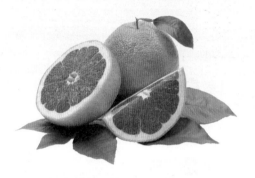

葡萄柚中含有丰富的果胶，而果胶是一种可溶性纤维，可以溶解胆固醇，对于肥胖症、水分滞留、蜂窝组织炎症等颇有改善作用，经常食用葡萄柚还可以降低患癌症的概率。实验研究证明，每天饮用一杯葡萄柚汁，可以有效提高抗癌药物的疗效，因此，乳腺癌患者在治疗期间可以适当地食用葡萄柚。

【最 宜 搭配】

葡萄柚＋干贝 增强免疫力	葡萄柚＋鸡肉 增强抵抗力

【禁 忌 搭配】

葡萄柚＋螃蟹 肠胃不适	葡萄柚＋南瓜 失去药效

▌干贝葡萄柚沙拉

原料 生干贝6粒，葡萄柚1个，西红柿1个，小黄瓜1条

制作

1. 将生干贝洗净，放入沸水中烫熟，捞出压干。
2. 葡萄柚削皮，挖取果肉。
3. 西红柿洗净，去蒂，切片。
4. 小黄瓜洗净，切长丝。
5. 再将以上材料盛在盘内即可。

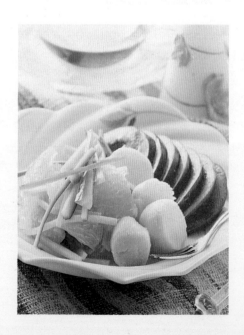